全国高等医药院校教材
供医学检验技术专业用

临床基础检验学实验指导

主　编　岳保红　龚道元

副主编　张式鸿　闫海润　夏　琳　柯培锋

编　者（以姓氏笔画为序）

王小林（北京大学医学部）　　　　　　　岳保红（郑州大学第一临床学院）

毛红丽（郑州大学第一临床学院）　　　　郝艳梅（蚌埠医学院）

石青峰（桂林医学院附属医院）　　　　　柯培锋（广州中医药大学第二附属医院）

刘　文（川北医学院）　　　　　　　　　夏　琳（武汉大学中南医院）

刘　艳（吉首大学医学院）　　　　　　　郭　翀（昆明医科大学第一附属医院）

闫海润（牡丹江医学院附属红旗医院）　　唐　敏（重庆医科大学检验医学院）

李兴武（郑州大学第一临床学院）　　　　龚道元（佛山科学技术学院口腔医学院）

李树平（湖南医药学院）　　　　　　　　康　梅（佛山科学技术学院口腔医学院）

李新岳（湖南师范大学医学院）　　　　　彭永正（南方医科大学珠江医院）

吴盈盈（西南医科大学附属医院）　　　　彭克军（成都医学院）

张　杰（齐鲁医药学院）　　　　　　　　葛晓军（遵义医学院附属医院）

张式鸿（中山大学第一临床学院）　　　　谢婷婷（贵州医科大学医学检验学院）

张海方（苏州大学附属第二医院）

秘　书　毛红丽　康　梅

人民卫生出版社

图书在版编目（CIP）数据

临床基础检验学实验指导 / 岳保红，龚道元主编. —北京：人民卫生出版社，2017

ISBN 978-7-117-25163-1

Ⅰ. ①临…　Ⅱ. ①岳…　②龚…　Ⅲ. ①临床医学 - 医学检验 - 医学院校 - 教材　Ⅳ. ①R446.1

中国版本图书馆 CIP 数据核字（2017）第 224112 号

人卫智网　**www.ipmph.com**	医学教育、学术、考试、健康，购书智慧智能综合服务平台	
人卫官网　**www.pmph.com**	人卫官方资讯发布平台	

版权所有，侵权必究！

临床基础检验学实验指导

主　　编：岳保红　龚道元
出版发行：人民卫生出版社（中继线 010-59780011）
地　　址：北京市朝阳区潘家园南里 19 号
邮　　编：100021
E - mail：pmph @ pmph.com
购书热线：010-59787592　010-59787584　010-65264830
印　　刷：三河市尚艺印装有限公司
经　　销：新华书店
开　　本：787×1092　1/16　印张：12
字　　数：300 千字
版　　次：2017 年 10 月第 1 版　2022 年 6 月第 1 版第 6 次印刷
标准书号：ISBN 978-7-117-25163-1/R · 25164
定　　价：32.00 元

打击盗版举报电话：010-59787491　E-mail：WQ @ pmph.com
（凡属印装质量问题请与本社市场营销中心联系退换）

前　言

　　《临床基础检验学实验指导》是全国高等医药院校医学检验技术专业本科教材《临床基础检验学》的配套教材,供4年制医学检验技术专业本科学生使用,同时也可作为卫生专业技术资格考试和临床检验工作者的参考用书。

　　本实验教材编写以医学检验技术专业本科培养目标为依据,以《全国临床检验操作规程》(第4版)、ISO 15189、GB/T 22576—2008和《医疗机构临床实验室管理办法》等文件为指南,结合医学检验技术专业特点和临床实验室的实际,力求反映医学检验基础发展的现状和趋势,内容编写以临床检验岗位需求为原则,注重实用性,加强和重视基本操作技能培养。

　　本实验指导共有十一章,由58个独立实验及6个综合设计性实验组成,内容涉及血液学基础检验、血栓与止血基础检验、血液分析仪的使用、血型与输血的基础检验、尿液分析基础检验、尿液分析仪使用、粪便与分泌物的基础检验、体腔液的基础检验、脱落细胞病理学检验及综合设计性实验。由长期从事临床检验及教学、科研一线的临床专家、教学经验丰富的教师编写,理论结合实际,贴近临床,符合实际工作需求,便于师生"教"与"学",着重培养学生的动手能力和实际工作能力。

　　尽管各位编者在编写过程中倾心尽力,但因编者对科学问题的认知和理解能力差异,加上临床检验实践与工作经验沉淀和积累有关,内容表述和文字表达难免有纰漏,恳请使用本书的教师、学生以及临床检验工作者提出宝贵意见,以便今后进一步修订和完善。

岳保红　龚道元

2017 年 4 月

目　录

第一章　血液一般检验基本技术

实验一　光学显微镜使用

【实验目的】掌握光学显微镜的使用和维护方法。

【实验材料】

1. 器材　双目电光源普通光学显微镜、擦镜纸等。
2. 试剂　香柏油、清洁剂(无水乙醇∶乙醚=7∶3)。
3. 标本　瑞氏染色血涂片。

【实验操作】

1. 准备工作

(1)取显微镜∶按分配编号打开显微镜柜,取出显微镜,右手紧握住镜臂,左手托住镜座,镜身直立方式拿显微镜。

(2)放置显微镜∶将显微镜放置在自己左前方的实验台上,距桌边2~4cm为宜。

(3)调坐凳∶调节可升降凳子至适当高度。

(4)开电源∶插电源插座、打开电源开关。

2. 调光　旋粗调焦旋钮使显微镜物镜头距载物台适当距离,握住物镜转换器,将10×镜头(低倍镜)旋入光路;目镜观察,调节聚光器和光亮度旋钮使光亮度至适当。

3. 低倍视野调焦及观察

(1)放置血片∶辨认血片正反面,将有血膜的一面朝上放置在载物台标本夹中,移动标本夹将血片移入通光孔的中央。

(2)调焦∶从侧面窥视血片,旋粗调焦旋钮使低倍物镜接近血片(略小于相应物镜的工作距离,一般工作距离为1cm),观察目镜视野,同时缓慢转动粗调焦旋钮使载物台缓慢下降(或物镜缓慢上升),待初见到物像后,再旋转细调焦旋钮至观察到清晰物像为止。

(3)调瞳间距∶调节目镜瞳间孔距至适合自己眼睛的位置,视野中呈单一物像。

(4)调节屈光度∶调节目镜屈光度调节环,使左右目镜见到清晰物像。

(5)调节视野亮度∶调节光阑至适当位置,使视野光亮度至合适。

(6)观察10×物镜∶移动标本夹,微调焦同时观察血片全貌,包括涂片、染色、细胞分布及尾部细胞情况。选择细胞分布均匀、染色良好的体尾交界部位供高倍视野、油镜视野观察。

4. 高倍视野调焦及观察

(1)转换高倍物镜∶转动物镜转换器,将高倍物镜头旋入光路,旋转细调焦旋钮直至物像清晰为止。

（2）调聚光器及光阑：通过调节聚光器及光阑使光亮度至合适。

（3）观察高倍视野：移动标本夹同时微调焦，观察血片中的血细胞。

5. 油镜视野调焦及观察

（1）转换油浸物镜头：依次低倍视野及高倍视野观察选择好血片上的适当区域，暂时移开物镜头，在目标位置加香柏油 1~2 滴，转动物镜转换器将油浸物镜头至光路。观察油浸镜视野时，一般将光源聚光器上升至最高，调聚光器孔径光阑至合适位置，调光亮度至合适。

（2）调节焦距：从侧面窥视血片，旋粗调焦旋钮使油浸物镜头缓缓接近血片，直至油浸镜的前透镜浸没在香柏油中（但未接触玻片）。然后一边从目镜中观察，一边缓慢旋细调焦旋钮使载物台缓缓下降（或物镜头缓缓上升），待初见到物像后，再旋转细调焦旋钮至观察到清晰物像为止。

（3）观察油浸镜视野：移动标本夹，微调细焦旋钮同时仔细观察血片中各种细胞形态，绘图或记录。

6. 显微镜使用后收尾工作

（1）调节粗调焦旋钮：使物镜头离开血片适当位置，取下血片标本。

（2）关闭电源：先将光亮度调节旋钮调至最小；关掉电源开关，拔出电源插座。

（3）脱油：①油浸镜脱油：先用拭镜纸直接擦拭油镜镜头 1~2 次，把大部分油擦掉。然后用清洁剂滴湿的拭镜纸擦 2 次，最后用干净的拭镜纸擦 1~2 次即可。②标本脱油：可用"拉纸法"擦净，即用一张干净的拭镜纸条覆盖在玻片的香柏油上，纸上滴清洁剂，趁湿将纸条平拖着往外拉，连续 3~4 次即可擦净。

（4）清洁显微镜：先用绸布清洁显微镜机械部分，再用拭镜纸擦拭显微镜光学部分。

（5）收回显微镜：旋转物镜转换器将物镜头移开光路，镜头成"八"字形排列。载物台、聚光器下降到最低处，标本夹回位，盖上绸布和外罩，最后放回显微镜柜中，做好使用情况登记。

【注意事项】

1. 持镜时必须是右手握镜臂、左手托镜座的姿势，不可单手提取，以免零件脱落或碰撞到其他地方，轻拿轻放。不可把显微镜放置在实验台的边缘，以免碰翻落地。

2. 开、关电源开关前，最好将光亮度调节至最低；电源开关不要短时频繁开关；不观察显微镜的间歇要及时调低光亮度至最小，以保护灯泡。

3. 放置血片时，要放置在通光孔中央，且不能放反载玻片（底面朝上）。高倍视野观察液体标本一般加盖玻片，否则液体容易接触高倍镜头并进入镜头内，使镜头受到污染和腐蚀。

4. 在观察标本时应按照先低倍视野观察，再转高倍视野、油浸镜视野的顺序操作，不可直接用高倍视野或油浸镜视野观察；另外边观察边来回调节细调焦旋钮，使所观察物像清晰。转换物镜时不能用手推着物镜转换，应该通过物镜转换器。

5. 调焦要严格按照调焦程序来操作，防止压坏载玻片或碰坏物镜头，在调整焦距过程中动作要缓慢进行，否则物像会一闪而过，找不到观察的目标；如果是显微镜的原配物镜，所用的载玻片、盖玻片又符合标准，转换高倍镜头可以通过"等高转换"。否则最好先将镜筒升高后再转换高倍镜头，然后按低倍视野的调焦方法，重新调焦。注意高倍镜头的工作距离一般为 0.5mm 左右。为安全起见，油浸镜头一般不能"等高转换"。

6. 微调旋钮机构是显微镜机械装置中精细而又容易破坏的元件，旋到了限位后，不能再强行旋转。

7. 不要随意取下目镜,以防止尘粒落入镜筒内,如需要拔出目镜,要用镜筒盖覆盖镜筒口,避免手触摸镜片及呼吸气流吹到目镜上。如需要取下物镜头,必须将其旋转座向下置放在干净的台面上或装入物镜头盒中。

8. 显微镜清洁

（1）油浸镜使用后一定要及时擦拭干净,否则香柏油会变黏稠和干涸,很难擦拭。

（2）每次使用完后,先用绸布擦拭显微镜机械部分,光学部分用擦镜纸轻轻地抹去灰尘,忌口吹、手抹或用布擦。如有污物、油渍或手印等,需要用擦镜纸蘸取清洁剂,轻轻擦拭去除。

9. 使用自然光源的显微镜,光亮度可通过反射镜、聚光器及光阑调节,一般采用平面镜,如需要可使用凹面镜增加光的强度。收镜时竖放反光镜,下降聚光器,关闭光圈。

10. 显微镜要应注意防尘、防潮、防热、防腐蚀、防振动。

11. 显微镜种类很多,具体操作步骤和注意事项因不同种类显微镜而异。

【实验讨论】普通光学显微镜在使用低倍视野、高倍视野及油镜视野时,如何调节焦距？

（龚道元）

实验二　微量吸管及改良牛鲍血细胞计数板使用

【实验目的】掌握微量吸管的使用方法和改良牛鲍血细胞计数板的结构及使用方法。

【实验原理】采用微量吸管吸取一定量的血液或体液,经稀释液稀释一定倍数后,滴入具有固定体积和精密划分刻度的改良牛鲍血细胞计数板中,显微镜观察并计数所选择区域中的细胞数,再乘以稀释倍数,即可换算成单位体积血液或体液中的细胞数。

【实验材料】

1. 器材

（1）改良牛鲍血细胞计数板及盖玻片:改良牛鲍血细胞计数板由"H"形凹槽分为2个相同的计数池（图 1-2-1）,计数池两侧各有一条支持柱,较计数池平面高出 0.10mm。将专用盖玻片覆盖其上,形成高 0.10mm 的计数池。计数池分为 9 个大方格,每个大格面积为 1.0mm²,容积为 0.1mm³（μl）。中央大方格用双线分成 25 个中方格,位于四角的 4 个大方格分别用单线划分为 16 个中方格（图 1-2-2）。

（2）其他:微量吸管、带孔乳胶吸头、试管、试管架、刻度吸管、洗耳球、无菌干脱脂棉、玻璃棒、显微镜、绸布。

2. 试剂　白细胞稀释液、红细胞稀释液。

3. 标本　EDTA-K₂ 抗凝血或末梢血。

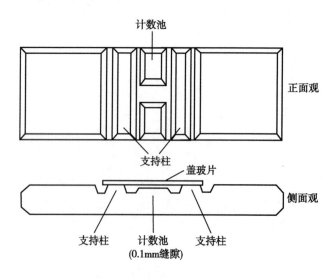

图 1-2-1　改良牛鲍血细胞计数板的构造

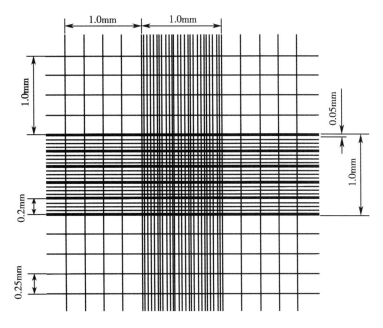

图 1 2-2　改良牛鲍血细胞计数板计数区域的划分

【实验操作】

1. 准备吸管　将带孔胶乳头套在微量吸管上,注意两者连接处应严密不漏气。

2. 加稀释液　取试管 2 支,标明 A、B,分别加白细胞稀释液 0.38ml,红细胞稀释液 2ml。

3. 持管吸血　右手拇指和中指夹住吸管与吸头交接处,示指按住吸头小孔,三指轻轻用力,排出适量气体使管内形成负压。将吸管尖插入血标本中,三指慢慢松开,吸取血液到所需刻度(白细胞计数取 20μl,红细胞计数取 10μl)后抬起示指,吸管尖移离血液标本。

4. 拭净余血　用干脱脂棉沿微量吸管口方向拭净余血,并使血量达到规定刻度。

5. 释放血液　将吸管插入含血细胞稀释液的试管底部,慢慢排出吸管内血液,再吸取上清液冲洗吸管内余血 3 次后排尽液体,立即混匀成细胞悬液。

6. 充液　用微量吸管吸取或用玻棒蘸取已充分混匀的细胞悬液 A 液 1 滴,滴于计数板和盖玻片交界处,利用虹吸作用让液体顺其间隙充满计数池;以相同方法取 B 液充入另一侧计数池,静置 2~3min,待细胞下沉。

7. 计数　先用低倍视野观察,降低聚光器、缩小光阑使光线减弱,以便清楚观察整个计数板结构和特征,同时观察血细胞分布是否均匀。在低倍视野(10 倍物镜头)下分别计数四角 4 个大方格的白细胞数并记录;在高倍视野(40 倍物镜头)下分别计数中央大方格中四角及中央 5 个中方格的红细胞数并记录。

8. 计数原则　计数时需遵循一定的方向逐格进行,以免重复或遗漏。对压线的细胞采用数左不数右,数上不数下的原则(图 1-2-3)。

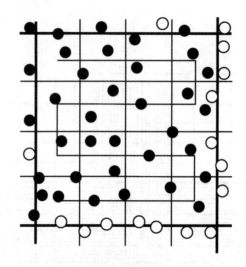

图 1-2-3 血细胞计数原则

【注意事项】

1. 微量吸管和胶乳头连接处应严密不漏气,挤压吸头力度应适宜,防止血液吸入胶乳吸头内。

2. 血液流出后易凝固,采血动作要快,血液凹面达到吸管刻度线即可。吸血过程中管尖始终不能离开液面,以免吸入气泡。

3. 计数板在启用前要鉴定是否合格,以后每年都要鉴定 1 次,以防不合格或磨损而影响计数结果的准确性,其鉴定内容包括计数池深度和盖玻片检查。

(1)计数池深度:将微米级千分尺尾部垂直架在计数板两堤上,移动尾部微米级千分尺,多点测量计数池的高度误差应在 ±2%(±2μm)以内。

(2)盖玻片检查:盖玻片要求厚度为 0.17mm,折射率为 1.522。新盖玻片启用前要检查厚度和平整的检查。厚度检查使用千分尺对盖玻片的厚度进行多点测定,最少 9 个区,每个区测 2 点,要求区域间厚度差应小于 2μm;平整度检查使用平面平晶仪检测盖玻片两表面的干涉条纹,其条纹细密均匀或微量弯曲即为符合要求。

4. 保证计数板和盖玻片清洁,操作过程中手指勿接触计数板表面,以防污染计数池,致使充液时产生气泡。如使用血液充液,计数板和盖玻片使用后应依次用95% 乙醇、蒸馏水棉球擦拭,最后用清洁绸布拭净。

5. 加盖玻片时,WHO 推荐采用推式法,此法较盖式法更能保证充液的高度为 0.10mm。当盖玻片盖在计数板上,若在两层玻璃之间出现彩色条带(Newton 环),说明计数板和盖玻片清洁良好,否则应重新清洁计数板和盖玻片。

6. 充液前要充分混匀细胞悬液,计数板应平放。要求一次完成充液,如充液出现满溢、不足或有气泡,应拭净计数板及盖玻片后重新充液。充液后不能移动或触碰盖玻片。

7. 白细胞和红细胞计数一般需静置 3~5min,让细胞充分下沉;血小板需静置 10~15min才能充分下沉,注意保湿,防止因静置时间过长引起稀释液挥发而影响计数结果的准确性。

8. 血液稀释后应在 1h 内完成计数,以免血细胞凝集、溶血、液体挥发后浓缩或分布不均。若细胞分布严重不均,则应重新充液计数。计数白细胞时用低倍视野,计数红细胞、血小板时用高倍视野,但需先在低倍视野下找到相应的计数区域。应遵循计数原则,计数过程中要注意识别非细胞成分。

【实验讨论】

1. 改良牛鲍血细胞计数板中,红细胞、白细胞及血小板计数区域分布有什么不同?

2. 如何保证在计数池内计数血细胞或血小板结果的准确性?

3. 现有不知细胞浓度的细胞悬浮液样品,需调整细胞浓度为($1~5$)$× 10^9$ 细胞 /L,请设计实验方法和步骤调整细胞数到所需细胞浓度范围?

实验三   末梢血采集、血涂片制备与染色

一、末梢血采集

【实验目的】掌握末梢血采集的操作方法,了解不同部位采血对检验结果的影响。

【实验原理】采血针刺破末梢血管后血液自然流出,用微量吸管吸取所需的血量。

【实验材料】

1. 器材　一次性消毒采血针、75% 乙醇脱脂棉球、无菌干脱脂棉球或棉签、一次性微量吸管、带孔胶乳吸头、试管、试管架、2ml 吸管、洗耳球。

2. 试剂　生理盐水(或血细胞稀释液)、75% 乙醇。

【实验操作】

1. 准备器材　取试管 1 支,加入 2ml 生理盐水。将胶乳吸头套在微量吸管上,检查连接处是否漏气。

2. 选择采血部位　成人选择左手中指或无名指指尖内侧(WHO 推荐采血部位),一般以无名指为宜;1 岁以下婴幼儿常选择足跟内外侧或足跗指采血;特殊情况可选择其他手指或耳垂。

3. 轻轻按摩采血部位,使局部组织自然充血。

4. 消毒皮肤　用 75% 乙醇脱脂棉球擦拭采血部位皮肤,待干。

5. 针刺皮肤　用左手拇指和示指固定采血部位使其皮肤和皮下组织绷紧,右手持一次性消毒采血针迅速刺入采血部位,深度 2~3mm 为宜,立即出针。

6. 拭去第 1 滴血　待血液自然流出或稍加压力流出后,用无菌干脱脂棉球擦去第 1 滴血。

7. 持管吸血　待血液再自然流出成滴后,用一次性微量吸管吸血至 10μl 或 20μl 刻度,然后用无菌干脱脂棉球压住伤口止血。

8. 稀释血液　用干脱脂棉球擦净微量吸管外部余血后,将吸管伸入含生理盐水的试管底部,轻轻排出吸管内血液,然后用上清液冲洗吸管内余血 3 次,立即混匀试管内液体。

【注意事项】

1. 所选采血部位的皮肤应完整,无烧伤、冻疮、发绀、水肿或炎症等;除特殊情况外,不选择耳垂采血;严重烧伤患者可选皮肤完整处采血。

2. 本试验具有创伤性,必须严格无菌操作,防止采血部位感染;必须使用一次性消毒采血针,做到一人一针一管,避免交叉感染。皮肤消毒后,应待乙醇挥发后采血,否则血液不易成滴。

3. 进、出针要迅速,且伤口要有足够的深度。

4. 因第 1 滴血可能混有组织液,应擦去不用;如血流不畅切勿用力挤压,以免混入组织液,影响结果的准确性。

5. 微量吸管吸血后应拭净吸管外余血,以保证血量的准确性。

6. 血液排入试管内速度不宜过快,避免产生气泡。吸管内血液应用上清液冲洗干净,以保证血量准确。

7. 标本采集后应及时测定,最好在 2h 内完成,不宜冷藏。在进行多项检查时,血液标本的采集顺序依次为血小板、红细胞计数、血红蛋白测定、白细胞计数及白细胞分类。如采血用于自动血液分析仪,最好以优质无菌纸巾擦血,防止棉纤维混入,造成仪器堵孔。

二、血涂片制备与染色

【实验目的】掌握血涂片的制备与染色方法。

【实验原理】取一滴血于载玻片上推成均匀血膜,用复合染料染色。细胞染色包括物理吸附及化学亲和作用,不同的细胞种类及细胞的不同成分,对酸性染料(如伊红)及碱性染料(如亚甲蓝)的结合能力不同,而使各种细胞呈现出不同的染色特点。

【实验材料】

1. 器材

(1)载玻片、洗耳球、显微镜、一次性采血针或注射器、染色架、记号笔、蜡笔。

(2)推片选择边缘光滑、平整的载玻片,在两角分别作斜线标记,然后用玻璃切割刀裁去两角,制成约 15mm 宽的推片。

2. 试剂

(1)瑞氏(Wright)染液:①Wright 染料 1.0g、甲醇(AR 级以上)600ml、甘油 15ml。将全部染料放入清洁干燥的乳钵中,先加少量甲醇慢慢地研磨(至少 30min),使染料充分溶解,再加少许甲醇混匀,然后将溶解部分倒入洁净的棕色瓶内,乳钵内剩余未溶解的染料,再加入少许甲醇细研,如此多次研磨,直至染料全部溶解,甲醇用完为止。最后再加 15ml 甘油,密闭保存。②磷酸盐缓冲液(pH6.4~6.8):磷酸二氢钾(KH_2PO_4)0.3g、磷酸氢二钠(Na_2HPO_4)0.2g,加蒸馏水至 1000ml,塞紧瓶口贮存。配好后测定 pH,必要时可用磷酸盐溶液校正 pH。也可配制成 10 倍浓缩液,使用时再稀释。

(2)吉姆萨(Giemsa)染液:包含 Giemsa 染料 1.0g、甲醇(AR 级以上)66ml、甘油 66ml。将染料全部倒入盛有 66ml 甘油的圆锥烧瓶内,在 56℃的水浴锅中加热 90~120min,使染料与甘油充分混匀溶解,然后加入 60℃预热的甲醇,充分摇匀后置棕色瓶中,于室温下静置 7 天,过滤后使用。

(3)Wright-Giemsa 复合染液:①中性甘油:取甘油与水按体积比 1∶1 混合,加酚酞指示剂 2~3 滴,用 0.1mol/L 氢氧化钠溶液滴定至溶液显粉红色即可。②Wright-Giemsa 复合染液:包含 Wright 染料 1.0g、Giemsa 染料 0.3g、甲醇(AR 级以上)500ml、中性甘油 10ml。将 Wright 染料和 Giemsa 染料置洁净研钵中,加少量甲醇研磨片刻,再吸出上层混合液。如此反复几次,至 500ml 甲醇用完为止。收集上层液体于棕色玻璃瓶中,每天早、晚各摇 3min,共 5 天,存放 1 周后即可使用。③磷酸盐缓冲液(pH6.4~6.8):参见瑞氏染液配方。

3. 标本末梢血或 EDTA 抗凝静脉血。

【实验操作】

1. 采血　采集末梢血 1 滴置于载玻片一端 1cm 处,也可以使用玻璃棒、微量吸管、注射针头等取 EDTA 抗凝血 1 滴滴加于载玻片上,直径约 4mm。

2. 推片　左手平执载玻片两端,右手持推片将其一端放在载玻片上血滴前方,向后慢慢移动并接触血滴,血液即沿推片与载玻片的接触边缘展开,保持推片与载玻片呈

30°~45°平面夹角,匀速向前推动,载玻片上留下一层厚薄适宜的血膜(图1-3-1),呈舌状,分头、体、尾三部分,且清晰可见。

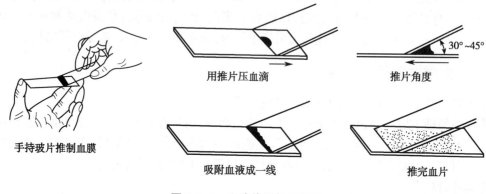

用推片压血滴　　推片角度

手持玻片推制血膜

吸附血液成一线　　推完血片

图1-3-1　血涂片制备示意图

3. 干燥　将推好的血涂片在空气中晃动,使其迅速干燥。

4. 标记　在载玻片的一端用记号笔编号,注明受检者姓名。

5. 染色

(1) Wright染色法:待血涂片干透后,用蜡笔在其两端画线,以防染色时染液外溢。将玻片平置于染色架上,滴加染液数滴,以覆盖整个血膜为宜;0.5~1min后,滴加等量或稍多的缓冲液,轻轻摇动玻片或用洗耳球对准血涂片吹气,使染液与缓冲液充分混匀;室温下放置5~10min后用流水冲去染液,待干。

(2) Giemsa染色法:将干透的血涂片用甲醇固定2~3min后,置于被磷酸盐缓冲液稀释了10~20倍的Giemsa染液中,浸染10~30min(标本少时可用滴染),取出用流水冲洗,待干。

(3) Wright-Giemsa复合染色法:操作步骤同Wright染色法,只是用Wright-Giemsa复合染液和缓冲液分别代替Wright染液和相应的缓冲液。

6. 观察结果

(1) 肉眼观察:染色前血膜呈肉红色、舌形,厚薄适宜,头、体、尾分明,血膜两侧应留空隙;染色后血涂片外观呈淡紫色。

(2) 显微镜观察:将干燥后的血涂片置于显微镜下观察,先用低倍视野观察血涂片体、尾交界处的血细胞分布及染色情况,再在油镜下观察各血细胞的形态特征。

【注意事项】

1. 载玻片必须清洁、干燥、中性、无油脂、表面无划痕、边缘完整,使用时只能手持载玻片边缘,勿触及表面。新载玻片常有游离碱质,事先须用铬酸洗液或10%盐酸浸泡24h,清水彻底冲洗,干燥备用。使用过的载玻片可放入适量肥皂水或洗涤剂的清水中煮沸20min,用热水将肥皂和血膜洗净,再用清水反复冲洗,干燥备用。

2. 首选末梢血标本(非抗凝血),也可用EDTA抗凝血,不能用肝素抗凝血;EDTA-K$_2$能阻止血小板聚集,有利于观察血小板的形态。采集的血液标本须在4h内制作涂片,制片前标本不宜冷藏。

3. 一张良好的血涂片,要求厚薄适宜、头体尾分明、分布均匀、边缘整齐、两侧留有空隙。许多因素可影响血涂片的厚度,血滴大、推片角度大、速度快则血涂片厚;反之,则血涂片薄。因此针对不同患者、不同情况应有的放矢，对血细胞比容高、血黏度高的患者应采用小血滴、小角度、慢推制片；对于贫血患者则宜采用大血滴、大角度、快推制片。

4. 血涂片必须充分干燥，否则染色时细胞易脱落。如环境温度过低或湿度过大，可置37℃温箱中促干，或在酒精灯火焰上方晃动，但不能直接对着火焰，以免温度过高改变细胞形态。

5. 因体积大的异常细胞常集中于血涂片的尾部和边缘，做标记时要保护血涂片的尾部、边缘，防止破坏观察视野。

6. 新鲜配制的 Wright 染液偏碱，染色效果较差，应在室温下贮存一定时间，待亚甲蓝逐渐转变为天青 B 后使用，该过程称为染料的成熟。因此，染液配制后放置时间越久，天青 B 越多，染色效果越好。但染液应贮存于棕色瓶避光保存，且瓶口须盖严，以免甲醇挥发或氧化成甲酸。甲醇必须用分析纯（AR 级以上），不含丙酮。也可在染液中加入 3ml 中性甘油，防止甲醇挥发，并使细胞着色更清晰。

7. 加染液时应适量，以覆盖整个血膜为宜。染液不宜过少，固定时间不宜过长（一般为0.5~1min），以免染液蒸发沉淀，难以冲洗掉。

8. 染色时间与染液浓度、细胞多少及室温有关，染液淡、细胞多、室温低则染色时间要长；反之，可缩短染色时间。冲洗前应先在低倍视野下观察有核细胞是否染色清楚，核质是否分明。因此染色时间应视具体情况而定，特别在更换新染料时必须经试染，摸索最佳染色条件，掌握染色时间和加缓冲液的比例。

9. 冲洗时不能先倒掉染液，应以流水冲洗，以防染料沉着在血涂片上。冲洗时间不能过久，以防脱色。冲洗完后血涂片应立放于支架上晾干，以免剩余水分浸泡引起脱色。

10. 染色环境偏酸时，增强伊红着色，出现"红染"；染色环境偏碱时，增强天青着色，出现"蓝染"。遇此种情况应更换缓冲液。

11. 染色过淡，可以复染，复染时应先加缓冲液，而后加染液，或加染液与缓冲液的混合液，不可先加染液。染色过深可用水冲洗或浸泡一定时间，也可用甲醇脱色。如有染料颗粒沉积，可用甲醇冲洗 2 次，并立即用水冲掉甲醇，待干后复染。

【实验讨论】
1. 制备合格的血涂片标本时应注意哪些问题？
2. 当血涂片染色不佳时，可以采取哪些纠正方法？

（彭克军）

实验四   静 脉 采 血

【实验目的】掌握静脉采血的方法和无菌操作技术。

【实验原理】注射器或负压采血器刺入浅静脉后,利用负压吸取所需血量。

【实验材料】

1. 器材

(1)压脉带(橡皮软管)、消毒干棉球或棉签、枕垫。

(2)一次性消毒注射器:①针头:长 30~40mm, 18 号、19 号、20 号带斜面。若采集 5 岁以下儿童的血液标本,使用 23 号或 25 号针头。②注射器:可选用 2ml、5ml、10ml、20ml 注射器(图 1-4-1)。

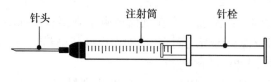

图 1-4-1   一次性注射器模式图

(3)一次性负压采血器(图 1-4-2):①一次性负压采血管:由试管、试管胶塞及护帽组成,其中试管分玻璃试管与硬质塑料试管两种。采血管按容量不同分 1ml、2ml、3ml、4ml、5ml 五种。按添加剂不同分 EDTA 二钾或三钾、枸橼酸钠、肝素、氟化钠、惰性分离胶、促凝剂、硅化管等,根据帽子的颜色不同来进行区分。②一次性无菌静脉采血针:主要由保护套、针头、针柄、软管、针座、软橡皮乳胶管套、刺塞针等组成。

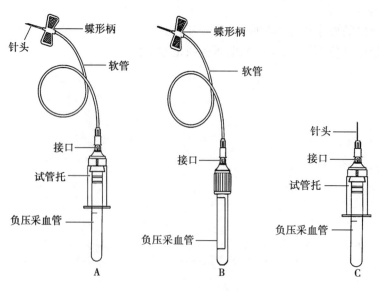

图 1-4-2   一次性负压采血器模式图

A、B. 软接式;C. 硬接式

（4）采血管（含或不含抗凝剂）。

2. 试剂　30g/L 碘酊、75%（V/V）乙醇或碘伏、抗凝剂（根据实验项目选择相应的抗凝剂）。

【实验操作】

1. 准备试管　仔细阅读待检者申请单,决定采血量,准备所需的试管,并按顺序排列。试管上须贴有标签,注明待检者姓名、项目名称、采集日期等。

2. 消毒双手　采血前,操作人员应用肥皂、消毒液或洗涤剂洗手。

3. 选择静脉　请待检者取坐位或仰卧位,前臂置于操作台枕垫上或水平伸直。常选择粗大、易于辨认的肘前静脉进行穿刺。静脉不明显时,为使静脉血管充分暴露,可在上臂扎上压脉带,让待检者用力握紧拳头。采血人员可用示指触摸寻找合适的静脉,触摸时能感觉到静脉所在区域较周围其他组织的弹性大。选择好合适的穿刺部位后,松开压脉带。

4. 检查注射器　打开一次性注射器包装,取下针帽,一手持针头下座,另一手持注射筒,将针头和注射筒紧密连接,并使针头斜面对准注射筒刻度,抽拉针栓检查有无阻塞和漏气。最后排尽注射器中的空气,套回针帽,备用。

5. 消毒皮肤　用 30g/L 碘酊棉签自所选静脉穿刺处由内向外缓慢旋转,逐步涂擦消毒皮肤,要求直径 5cm 以上。待碘酊挥发后,再用 75% 乙醇棉签以相同方向拭去碘迹,或直接用碘伏消毒 2 次,待干。

6. 扎压脉带　在采血部位上端约 6cm 处扎压脉带,打一活结,压脉带游离端向上。嘱待检者手握拳,使静脉更明显（图 1-4-3）。

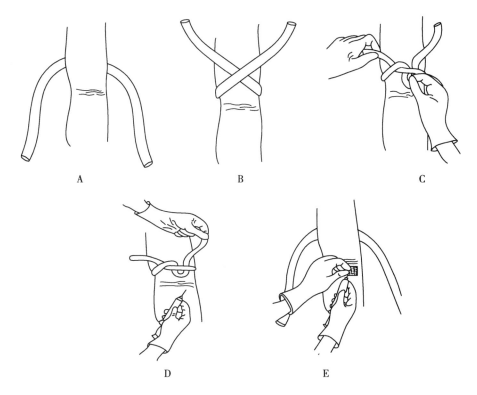

图 1-4-3　扎压脉带、抽血及止血操作示意图

7. 穿刺皮肤　取下针帽,非优势手拇指绷紧穿刺部位下方的皮肤,以使静脉位置相对固定。优势手持注射筒,示指和中指在下面,拇指在上面,同时示指固定针头下座。保持针头斜面和注射筒刻度向上,沿静脉走向使针头与皮肤呈15°~30°角斜行快速、平稳地刺入皮肤和静脉。见回血后,将针头沿血管方向在静脉腔中探入少许。

8. 抽血　左手缓缓向后拉针栓,见入少量血后,左手松开压脉带。然后,向后拉针栓至所需血量刻度。若使用一次性负压采血器,当采血针头进入血管后会见少量回血,将另一端的刺塞针(用软橡皮乳胶管套着)插入负压采血管中,因采血管内负压作用,血液自动流入采血管,至所需血量刻度后拔出采血管即可。如需多管血样,将刺塞针拔出后再刺入另一个采血管。

9. 止血　嘱待检者松拳,用消毒干棉签压住穿刺点,温和快速地拔出针头后(图1-4-3),顺势用力按住棉签,继续紧按棉签约3min。

10. 放血　从注射器上取下针头。将血液沿试管壁缓缓注入试管。若含抗凝剂,需迅速将试管轻轻颠倒混匀6~8次。

【注意事项】

1. 须空腹抽血时,应事先通知待检者,避免因进食而影响检验结果。采血前应根据情况向待检者耐心解释,以消除不必要的疑虑和恐惧心理。

2. 不同检查项目应根据试验需要选择不同的抗凝剂及其与血液的比例。

3. 采血一般取坐位或卧位,不能立位采血,因为体位影响水分在血管内外的分布,影响被测血液成分的浓度。在选择静脉时,如肥胖待检者的静脉暴露不明显,可以用消毒的左手示指触摸采血部位,寻找静脉走向,凭触摸的方向与深度试探性穿刺。如肘部静脉不明显或不宜穿刺,也可采用手背、手腕、足背、外踝部等浅静脉穿刺。

4. 采血前要仔细检查注射器,针头应锐利、光滑、通气,注射筒应清洁、干燥、不漏气;针头安装应牢固,针栓应推到注射筒底端。

5. 必须严格无菌操作。皮肤消毒时,要用适当的压力,从穿刺点的中心开始向外划圈消毒,否则会把污物再次带入已消毒区。皮肤消毒后,不可再碰触消毒区。必须使用一次性消毒注射器和采血针且不能反复使用。

6. 压脉带的游离段不要指向采血部位,以免干扰进针。压脉带绑扎不能过紧,以能减缓远端静脉回流又不压迫动脉回流为宜;压迫时间不超过1min,以避免淤血、血液浓缩和血液pH改变等,影响某些实验结果。

7. 抽血时,见回血后,沿静脉走向将针头推入少许,以免针头滑出,但不可深刺,以免造成血肿;针栓只能向外抽,不能向静脉内推,以免形成空气栓塞;穿刺过程中不能损伤组织过多,抽血速度不能太快,以防溶血;抽血过程中应尽可能保持针头位置不变,以免血流不畅。

8. 用消毒干棉签压迫止血时,应用三指按压,以防形成血肿。老年人、服用抗凝药者、肝功能异常者,须延长按压时间。

9. 注射器抽血完毕后应先拔下针头,然后将血液沿试管壁缓缓注入试管,需要抗凝时应与抗凝剂轻轻混匀,切忌用力振荡试管,目的是为了防止血液溅出、泡沫产生和溶血。待检者尚未离开前,标注采血管,谨防出现标记错误。

10. 血液标本运输时,尽量避免使试管遭到机械物理伤害、剧烈温度变化和运输延迟,这些都会造成分析前的误差。

11. 如遇个别待检者进针时或采血后发生晕针，应立即拔出针头，让其平卧。必要时可用拇指压掐或针刺人中、合谷等穴位，嗅吸芳香氨酊等药物。若因低血糖诱发眩晕，可立即静脉注葡萄糖或口服糖水。如有其他情况，应立即找医师共同处理。

12. 使用一次性负压采血管时，还应注意如下事项：

（1）根据检查需要选择不同的负压采血管。使用前勿松动负压采血管盖塞，以防止采血量不准。

（2）刺塞针上的软橡皮乳胶管套有封闭采血的作用，能防止刺塞针拔离采血管后，血液继续从刺塞针流出，污染周围环境，故采血时不能取下。

（3）刺塞针需从采血管胶塞中心垂直穿刺；保持采血管向下的位置，使血液或者添加剂不接触刺塞针的后端；有添加剂的负压采血管必须采血至所需刻度。

（4）采血完毕后，先拔下刺塞针端的采血管，再拔针头端。

（5）若一次采血要求多管采血时，一般按下列顺序采血：血培养管－需氧、血培养管－厌氧、凝血项目管（蓝帽）和血沉管（黑帽）、血清管（红帽和黄帽）、肝素血浆管（绿帽）、血常规管（紫帽）、血糖管（灰帽）。血培养标本的采集要求严格无菌，所以血培养管为采血第一管，此后采血顺序是为防止前管添加剂被带到下一采血管，影响检验结果。

【实验讨论】

1. 简述静脉采血的基本操作步骤和操作注意事项？

2. 骨折患者，无高钾和低钙症状，生化项目检测出血钾 14.6mmol/L，血钙未测出，请问最可能的原因是什么？

（郝艳梅）

第二章 血液一般检验

实验一 白细胞计数

【实验目的】掌握显微镜法计数外周血白细胞的方法。

【实验原理】用白细胞稀释液将血液稀释一定的倍数,同时溶解破坏红细胞,然后将稀释的血液充入改良牛鲍血细胞计数板的计数池,显微镜下计数一定区域内的白细胞数量,换算出每升血液中的白细胞数量。

【实验材料】

1. 器材

（1）普通光学显微镜、改良牛鲍血细胞计数板、盖玻片、绸布。

（2）试管架、试管、刻度吸管、微量吸管、玻璃棒。

2. 试剂　白细胞稀释液:2% 冰乙酸溶液中加入 10g/L 结晶紫（或亚甲蓝）3 滴。

3. 标本　末梢血或 EDTA-K$_2$ 抗凝新鲜全血。

【实验操作】

1. 准备稀释液　用刻度吸管吸取白细胞稀释液 0.38ml 于小试管中。

2. 加全血至稀释液　用微量吸管吸取 20μl 全血（如使用 EDTA-K$_2$ 抗凝新鲜全血,需先混匀后再吸取）加入白细胞稀释液的底部,轻轻释放出血液,并吸取上清液清洗 3 次。

3. 混匀标本　将试管中血液与稀释液混匀,待白细胞悬液完全变成棕褐色、透亮。

4. 充液入计数池

（1）采用"推式"法在改良牛鲍血细胞计数板上加盖盖玻片。

（2）再次混匀白细胞悬液,用微量吸管吸取或试管平放用玻璃棒蘸取混匀后的细胞悬液 1 滴,充入细胞计数池中,室温静置 2~3min,待白细胞完全下沉后再计数。

5. 计数　在显微镜低倍视野下计数计数池的四角 4 个大方格内的白细胞总数。

6. 计算

$$白细胞数 /L = N \div 4 \times 10 \times 20 \times 10^6 = N \div 20 \times 10^9$$

N:表示 4 个大方格内数得的白细胞总数;

÷4:每个大方格的白细胞平均数量;

×10:将每个大方格细胞数量换算成 1μl 血液内的白细胞数;

×20:血液的稀释倍数;

×10^6:将以微升为单位的数值换算成以升为单位的数值。

【参考区间】成人（3.5~9.5）×10^9/L;新生儿（15~20）×10^9/L;儿童（5~12）×10^9/L。

【注意事项】

1. 从标本采集到检测时间间隔应不超过 4 小时。标本中不得有肉眼可见的溶血或小凝块。

2. WHO 推荐采用"推式"法,此法较"盖式"法更能保证充液体积的高度为 0.10mm。

3. 充液时应避免充液过多、过少、避免气泡及充液后移动或触碰盖玻片。

4. 判断细胞在计数池内分布是否均匀:白细胞总数在正常范围内时,大方格之间的细胞数不得相差 8 个以上。

5. 为使固有误差小于 10%,应保证计数区域的细胞数大于 200 个白细胞。比如:当白细胞 $<3 \times 10^9$/L,可扩大计数范围(如计数 8 个大方格内的白细胞数),或缩小稀释倍数(如采集 40μl 血液)。当白细胞 $>15 \times 10^9$/L,可适当减少血量(如采集 10μl 血液),或增加稀释倍数(如取 0.78ml 稀释液)。

【实验讨论】白细胞稀释液不能破坏有核红细胞,如外周血出现有核红细胞可使白细胞计数结果偏高,请讨论应如何处理有核红细胞对白细胞计数的影响?

实验二　白细胞分类计数

【实验目的】掌握显微镜外周血白细胞分类计数的方法。

【实验原理】将血液制成血涂片,瑞氏染色后根据各类白细胞的形态特点分类计数 100~200 个白细胞,计算得出各类白细胞所占的百分率和绝对值。

【实验材料】

1. 器材　普通光学显微镜、分类计数器、香柏油、拭镜纸、清洁液(乙醚与无水乙醇比例为 3:7)。

2. 试剂　瑞氏染液、磷酸盐缓冲液(pH6.4~6.8)。

3. 标本　末梢血或 EDTA-K$_2$ 抗凝新鲜全血。

【实验操作】

1. 制备血涂片　见前面相关章节。

2. 染色血涂片　瑞氏染色,见前面相关章节。

3. 选择计数区域　低倍视野下观察全片,包括白细胞染色和分布情况。选择血涂片中红细胞分布排列紧密但不重叠的区域(一般为血涂片体、尾交界处),准备进行白细胞分类计数。

4. 观察计数白细胞　在选择好的白细胞分类计数区域,一般在涂片体尾交界处,滴加香柏油 1 滴,油镜视野下采用“城垛式”移动方式移动视野、观察有核细胞。每个明确识别的细胞归入下列分类中:中性分叶核粒细胞;中性杆状核粒细胞;淋巴细胞;异型淋巴细胞;单核细胞;嗜酸性粒细胞;嗜碱性粒细胞;其他有核细胞(除有核红细胞)。共计数 100~200个白细胞。

5. 计算百分比和绝对值　求出各类白细胞所占的百分率。并根据全血白细胞计数值计算出各类白细胞绝对值。

【参考区间】成人白细胞分类计数参考区间见表 2-2-1。

表 2-2-1　成人白细胞分类计数参考区间

细胞	百分率(%)	绝对值(×10^9/L)
中性粒细胞(N)	40~75	1.8~6.3
嗜酸性粒细胞(E)	0.4~8.0	0.02~0.52
嗜碱性粒细胞(B)	0~1	0~0.06
淋巴细胞(L)	20~50	1.1~3.2
单核细胞(M)	3~10	0.1~0.6

【注意事项】

1. 血涂片制备和染色的质量直接影响白细胞分类计数的结果准确性,其注意事项见前相关章节。

2. 血细胞在血涂片分布不均匀　在血涂片头部,血膜较厚,红细胞重叠较多,体积较小的淋巴细胞较多,且因细胞多被挤压,难以辨认。血涂片的体尾交界处,即片头至片尾的 3/4 区域,红细胞重叠较少,白细胞分布较为均匀,与外周血实际接近。在血涂片尾部和两侧,体积偏大的粒细胞和单核细胞较多,因此一般选择血涂片体尾交界处进行分类计数。分类时要按一定方向有规律地移动视野,以避免重复、遗漏和主观选择视野。

3. 白细胞分类计数应根据细胞的大小、细胞核和细胞质等特点综合判断,并注意白细胞的异常形态。注意血涂片边缘及尾部有无大体积异常细胞。对于破碎细胞能明确识别的应恰当分类。

4. 白细胞分类计数的精确性与分类计数的细胞数量有关,被计数的某类白细胞占总数的比例越大,误差就越小。兼顾质量控制要求和临床工作效率,通常白细胞总数为(3.0~15.0)×10^9/L 时,分类计数 100 个白细胞;白细胞总数为大于 15.0×10^9/L 时,应计数 200 个白细胞;总数低于 3.0×10^9/L 时,则应连续观察 2 张血涂片计数 50~100 个白细胞。

5. 同时观察红细胞和血小板的形态、染色及细胞分布情况。血涂片中见到有核红细胞数,不计入 100 个白细胞内,而以分类 100 个白细胞见到有核红细胞的数量来报告。

【实验讨论】如何根据红细胞的排列方式判断细胞分布是否均匀,选择适合进行白细胞分类计数区域?

（唐　敏）

实验三 嗜酸性粒细胞直接计数

【实验目的】掌握嗜酸性粒细胞显微镜直接计数的方法。

【实验原理】用嗜酸性粒细胞稀释液,将血液稀释一定倍数,破坏红细胞和大部分其他白细胞,并将嗜酸性粒细胞着色。将稀释的细胞悬液充入改良牛鲍血细胞计数板的计数池,计数一定区域内的嗜酸性粒细胞数,经换算得出每升血液中嗜酸性粒细胞数。

【实验材料】

1. 器材 同白细胞计数。

2. 试剂

(1)伊红-丙酮稀释液:20g/L 伊红水溶液 5ml,丙酮 5ml,蒸馏水 90ml。嗜酸性颗粒被染成鲜明橙色。丙酮容易挥发,故此液应新鲜配制。在 4℃冰箱内能保存 1 周。

(2)伊红-苯酚稀释液(Hinkelman 液):伊红 0.2g,95% 苯酚 0.5ml,40% 甲醛 0.5ml,蒸馏水加至 100ml。嗜酸性颗粒被染成鲜明橙色。

(3)伊红-乙醇稀释液:20g/L 伊红水溶液 10ml,95% 乙醇 30ml,甘油 10ml,碳酸钾 1.0g,枸橼酸钠 0.5g,蒸馏水加至 100ml。嗜酸性颗粒被染成鲜明橙色。

(4)皂素-甘油稀释液:20g/L 伊红水溶液 10ml,皂素 0.3g,甘油 10ml,尿素 10.0g,氯化钠 0.9g,蒸馏水加至 100ml。嗜酸性颗粒被染成鲜明橙色。

(5)溴甲酚紫稀释液:溴甲酚紫 25mg,蒸馏水 50ml。本配方液体为低渗溶液,嗜酸性颗粒被染成蓝色。

(6)固绿(FCF)稀释液:①甲液:20g/L 固绿 20ml,丙酮 30ml,EDTA-Na$_2$0.2g,蒸馏水加至 500ml。②应用液:无水乙醇 27ml,甘油 10ml,碳酸钾 1.0g,草酸铵 0.2g,用甲液加至 100ml,过滤备用。嗜酸性颗粒被染成蓝绿色。

【实验操作】

1. 准备稀释液 取 1 支小试管并做上标记,准确加入嗜酸性粒细胞稀释液 0.38ml。

2. 加血液标本 用微量吸管采血 20μl,干棉球拭净管尖外部余血。将吸管插入小试管稀释液的底部,轻轻放出血液,再吸取上层稀释液清洗吸管 3 次。

3. 混匀溶血标本 将小试管中的血液与稀释液混匀,待红细胞完全溶解。

4. 充液入计数池 混匀小试管中的细胞悬液,用微量吸管或玻璃棒向改良牛鲍血细胞计数板的 2 个计数池中充液,室温静置 3~5min。

5. 计数 低倍视野下计数 2 个计数池共 10 个大方格(中央和四角大方格)内的嗜酸性粒细胞数。

6. 计算

$$嗜酸性粒细胞 /L= \frac{N}{10} \times 10 \times 20 \times 10^6 = N \times 20 \times 10^6$$

N:表示 10 个大方格内数得的嗜酸性粒细胞数;

$\frac{1}{10}$:每个大方格(0.1μl)内嗜酸性粒细胞平均数;

×10：换算成 1μl 细胞悬液中嗜酸性粒细胞平均数；

×20：乘稀释倍数，换算成 1μl 血液中嗜酸性粒细胞平均数；

×10^6：换算成 1L 血液中嗜酸性粒细胞平均数。

【参考区间】显微镜计数法：（ 0.05~0.50 ）×10^9/L。

【注意事项】

1. 器材的要求同白细胞计数，与白细胞计数误差有关的因素，同样适用于嗜酸性粒细胞计数。

2. 血液标本的采集时间固定在上午 8 时或下午 3 时，以免受日间生理变化的影响。计数应在 1 小时内操作完成，否则嗜酸性粒细胞会逐渐破坏，结果偏低，难以辨认。

3. 血液加入稀释液后，不宜过分振摇，以免嗜酸性粒细胞破碎。若用甘油、丙二醇之类的稀释液，因较黏稠不易混匀，需适当延长混匀时间。若嗜酸性粒细胞也被破坏，可适当增加稀释液中保护剂（如丙二醇、丙酮、乙醇）的用量；若中性粒细胞破坏不完全，可适当减少保护剂的用量。

4. 注意与残留中性粒细胞的区别，中性粒细胞一般不着色或着色较浅，其颗粒较小，呈灰白色半透明状，而嗜酸性粒细胞着色深，颗粒粗，不透明。

【实验讨论】

1. 嗜酸性粒细胞稀释液中各成分的作用是什么？

2. 为什么嗜酸性粒细胞计数应固定采血时间？

实验四   红细胞计数

【实验目的】掌握显微镜红细胞计数的原理和操作方法。

【实验原理】用等渗稀释液将血液稀释一定倍数后,充入改良牛鲍血细胞计数板的计数池,在显微镜下计数一定区域内的红细胞数,经换算求出每升血液中的红细胞数。

【实验材料】

1. 器材   2ml 刻度吸管,其他器材同白细胞计数。

2. 试剂

(1)红细胞稀释液(Hayem 液):氯化钠 1.0g,结晶硫酸钠(Na$_2$SO$_4$·10H$_2$O)5.0g(或无水硫酸钠 2.5g),氧化汞 0.5g,蒸馏水加至 200ml。溶解后加 20g/L 伊红溶液 1 滴,过滤后使用。

(2)甲醛枸橼酸盐稀释液:枸橼酸钠(Na$_3$C$_6$H$_5$O$_7$)1.0g,36% 甲醛液 1.0ml,氯化钠 0.6g,蒸馏水加至 100ml,溶解后过滤备用。

(3)无菌生理盐水或 1% 甲醛生理盐水。

【实验操作】

1. 准备稀释液   取小试管 1 支并标记,加入红细胞稀释液 2.0ml。

2. 加血液标本   用微量吸管采血 10μl,干棉球拭净管尖外部余血。将吸管插入小试管稀释液的底部,轻轻放出血液,再轻吸上层稀释液清洗吸管 3 次。然后立即混匀,制成红细胞悬液。

3. 充液入计数池   再次混匀小试管中的红细胞悬液。用微量吸管或玻璃棒取细胞悬液 1 滴,充入改良牛鲍血细胞计数板的计数池中,室温下平放,静置 3~5min,待细胞下沉于同一平面。

4. 计数   低倍视野下找到中央大方格,转到高倍视野下依次计数中央大方格内四角和正中共 5 个中方格内的红细胞数。

5. 计算

$$红细胞数/L=N\times\frac{25}{5}\times10\times200\times10^6=\frac{N}{100}\times10^{12}$$

N:表示 5 个中方格内数得的红细胞数;

$\times\frac{25}{5}$:将 5 个中方格红细胞数换算成 1 个大方格内红细胞平均数;

$\times10$:每个大方格容积为 0.1μl,换算成 1μl 细胞悬液中红细胞平均数;

$\times200$:乘血液稀释倍数(血液实际稀释倍数为 201,按 200 是便于计算),换算成 1μl 血液中红细胞平均数;

$\times10^6$:算得 1L 血液中红细胞平均数。

【参考区间】成年男性:(4.0~5.5)×10^{12}/L;成年女性:(3.5~5.0)×10^{12}/L;新生儿:(6.0~7.0)×10^{12}/L。

【注意事项】

1. 待检者应避免剧烈运动后立即采血,否则可使红细胞计数增加约 10%。坐位采血较仰卧位 15min 后采血的红细胞计数值高 5%~10%。

2. 器材的要求同白细胞计数,与白细胞计数误差有关的因素,同样适用于红细胞计数。

3. 红细胞稀释液应等渗、新鲜、无杂质微粒。

4. 严格规范操作,从消毒、采血、稀释、充液到计数都应严格规范。

5. 缩小计数域误差的有效方法是扩大血细胞计数范围和数量。红细胞数量明显增高时可适当加大稀释倍数,反之则适当减少稀释倍数。

6. 红细胞在计数池中若分布不均要重新充池计数。在参考区间数值内,2 次重复计数红细胞误差不超过 5%。

7. 经红细胞稀释液处理后,白细胞和红细胞同时存在,通常红细胞计数时已包含白细胞。在一般情况下,外周血中白细胞仅为红细胞的 1/1000~1/500,白细胞数量在正常范围时,对红细胞的影响可忽略不计。但如白细胞过高($>100 \times 10^9$/L),则应对红细胞计数结果进行校正:①实际红细胞数 = 计得红细胞数 - 白细胞数。②在高倍视野下计数时,不计数白细胞。湿片中未染色的白细胞形态:白细胞中央无凹陷,无草黄色折光,有颗粒感,可隐约见到细胞核;若外周血中出现有核红细胞时,则难以区别。

【实验讨论】

1. 影响红细胞计数的因素有哪些? 如何应对?

2. 红细胞稀释液有哪些? 各成分有何作用?

实验五　血红蛋白测定

一、氰化高铁血红蛋白测定法

【实验目的】掌握血红蛋白（Hb）的氰化高铁血红蛋白（HiCN）测定法。

【实验原理】在 HiCN 转化液中，红细胞被溶血剂破坏，血红蛋白释放到转化液中。血红蛋白（除硫化血红蛋白外）中的亚铁离子（Fe^{2+}）被高铁氰化钾氧化成高铁离子（Fe^{3+}），血红蛋白转化成高铁血红蛋白。高铁血红蛋白与氰化钾提供的氰根离子（CN^-）结合，生成稳定的 HiCN。用分光光度计检测时，棕红色的 HiCN 在波长 540nm 处有吸收峰，在该处的吸光度同它在溶液中的浓度呈正比。在一定条件下，测定 540nm 处吸光度值再换算成每升血液中的血红蛋白浓度，或用 HiCN 参考液进行比色法测定制作标准曲线供查询。

【实验材料】

1. 器材　试管、5ml 刻度吸管、分光光度计，其他器材同白细胞计数。

2. 试剂

（1）HiCN 转化液（文齐液）：氰化钾（KCN）0.05g，高铁氰化钾［$K_3Fe(CN)_6$］0.20g，无水磷酸二氢钾（KH_2PO_4）0.14g，Triton X-100 1.0ml，分别溶于蒸馏水中，混合，再加蒸馏水至 1000ml，混匀。调整 pH 至 7.0~7.4，试剂为淡黄色透明溶液。

（2）标准 HiCN 参考液（200g/L 商品化试剂）。

【实验操作】

1. 直接定量测定法

（1）准备转化液：取 HiCN 转化液 5.0ml 加入试管内。

（2）加血液标本和转化：取全血 20μl，加入到盛有转化液的试管底部，用上清液反复冲洗吸管 3 次，充分混匀，静置 5min。

（3）测定吸光度：使用符合 WHO 标准的分光光度计（常规测定时的带宽应小于 6nm），调节波长于 540nm 处，光径（比色杯内径）1.000cm，以 HiCN 转化液或蒸馏水调零，测定待检标本的吸光度（A）。

（4）计算：

$$Hb(g/L) = \frac{A}{44} \times \frac{64\ 458}{1000} \times 251 = A \times 367.7$$

A：540nm 处测定的待检标本吸光度；

44：血红蛋白毫摩尔消光系数（$L \cdot mmol^{-1} \cdot cm^{-1}$）；

64 458：Hb 平均相对分子量；

$\frac{1}{1000}$：将 mg 转变为 g；

251：血液稀释倍数。

2. HiCN 参考液比色法测定　采用直接定量测定法的先决条件是分光光度计必须符合标准，在没有符合 WHO 标准的分光光度计的情况下，可用 HiCN 参考液绘制标准曲线间接

查出 Hb（g/L），或求出换算常数（K）值，间接计算出 Hb（g/L）。

（1）按直接定量测定法的步骤（1）~（3），测定标本的吸光度（A）。

（2）标准曲线绘制及查出待测标本的血红蛋白浓度：将 HiCN 参考液稀释为 50g/L、100g/L、150g/L 和 200g/L 四种血红蛋白浓度，在所用的分光光度计 540nm 处分别测定各稀释浓度的吸光度（举例分别为 0.13、0.27、0.41、0.54）。以参考液血红蛋白浓度（g/L）为横坐标、吸光度为纵坐标，绘制标准曲线（图 2-5-1）。通过制备好的标准曲线查出待测标本的血红蛋白浓度。

例如：若血液标本的吸光度（A）=0.47，由标准曲线即可查出 Hb（g/L）=174（g/L）。

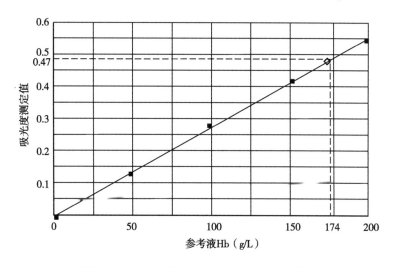

图 2-5-1　血红蛋白参考液浓度与吸光度曲线

（3）先换算出常数 K 值，再计算血红蛋白浓度。$K=\dfrac{\sum Hb}{\sum A}$，$Hb$（g/L）=$K×A$。

例如：$K=\dfrac{50+100+150+200}{0.13+0.27+0.41+0.54}=370.37$，$Hb$（g/L）=370.37×$A$。若血液标本的吸光度（$A$）=0.47，$Hb$（g/L）=370.37×0.47=174.07（g/L）。

【参考区间】比色法　成人男性：120~160g/L；成年女性：110~150g/L；新生儿：170~200g/L。

【注意事项】

1. 要求分光光度计的波长和光程必须准确、灵敏度高、线性好、无杂光，否则会影响结果准确性。分光光度计的波长需要校正，带宽应小于 1nm，比色杯光径 1.000cm，允许误差为 0.5%（即 0.995~1.005cm），测定温度为 20~25℃。

2. HiCN 转化液

（1）应以蒸馏水配制 HiCN 转化液，pH 稳定在 7.0~7.4。配好的试剂用滤纸过滤后为淡黄色透明溶液，用蒸馏水调零，比色杯光径 1.000cm，波长 540nm 处的吸光度应 <0.001。

（2）HiCN 转化液中氰化钾是剧毒品，配制转化液时要按剧毒品管理程序操作。配制好的 HiCN 转化液中因氰化钾含量低，又有高铁氰化钾存在，毒性不是很大，但仍应妥善保管。

（3）试剂应贮存在棕色有塞玻璃瓶中，不能分装试剂于多个试管中且长时间敞开管口又不避光；不能贮存在塑料瓶中，因 CN⁻ 会丢失，造成测定结果偏低。试剂置 4℃冰箱内保存，一般可用数月，如变绿、混浊则不能使用；不能在 0℃以下保存，因为结冰可引起高铁氰化钾还原,使转化液褪色失效。

（4）HiCN 转化液是一种低离子强度而 pH 又接近中性的溶液,遇到球蛋白异常增高（如肝硬化者和多发性骨髓瘤患者）的血液标本,转化液会出现混浊,使血红蛋白假性升高。可向转化液中加入少许固体氯化钠（约 0.25g）或碳酸钾（约 0.1g）,混匀后可使溶液澄清。

（5）测定后的废液不能与酸性溶液混合,因为氰化钾遇酸可产生剧毒的氰氢酸气体。为防止氰化钾污染环境,比色测定后的废液集中于广口瓶中处理。按每升 HiCN 废液加入次氯酸钠溶液（安替福民）40ml,充分混匀,敞开容器,置室温 3 小时以上。待 CN^- 氧化成 CO_2 和 N_2 挥发后,再排入下水道。

（6）HbCO 转化为 HiCN 的速度缓慢,有时可长达数小时,如延长转化时间或加大试剂中 $K_3Fe(CN)_6$ 的用量,可望得到满意结果。

3. 若采用 HiCN 参考液比色法测定,参考液应作纯度检查,要求:

（1）波长 450~750nm 的吸收光谱曲线形态应符合文献所述,即波峰在 540nm,波谷在 504nm。540/504 的吸光度比应为 1.59~1.63。

（2）用 HiCN 试剂作空白,波长 710~800nm 处,比色杯光径 1.000cm 时,吸光度应小于 0.002。

4. 遇到高脂血症、高白细胞（$WBC>20 \times 10^9/L$）及高血小板（$PLT>700 \times 10^9/L$）等血液标本时,转化液浊度增大,引起血红蛋白测定值假性增高,可离心后取上清液比色。

5. 以 ICSH 推荐的 HiCN 方法绘制标准曲线,定期检查标准曲线和换算常数 K,使之与所用的分光光度计相配。理论上吸光度与 Hb 浓度呈线性关系,故 HiCN 标准曲线应为从坐标原点出发的一条直线。

二、十二烷基硫酸钠血红蛋白测定法

【实验目的】熟悉十二烷基硫酸钠血红蛋白（SDS-Hb）测定法。

【实验原理】十二烷基硫酸钠（SDS）为一种阴离子表面活性剂,具有轻度氧化作用。低浓度的 SDS 与血液中除 SHb 外其他各种血红蛋白作用,Hb 被氧化成稳定的 SDS-Hb 棕红色复合物。SDS-Hb 在 538nm 处有最大吸收峰,波谷在 500nm 处,可作为 HiCN 法的替代方法。但由于毫摩尔消光系数尚未确定,故本法仍需用 HiCN 法标定值的新鲜血来制备本法的标准曲线,间接计算 Hb 浓度。

【实验材料】

1. 器材   同 HiCN 测定法。

2. 试剂

（1）十二烷基硫酸钠的磷酸盐缓冲液:称取 60g 十二烷基硫酸钠溶解于 33.3mmol/L 磷酸盐缓冲液（pH7.2）中,加 TritonX-100 70ml 于溶液中混匀,再加磷酸盐缓冲液至 1000ml,混匀备用。

（2）SDS 应用液:用蒸馏水将上述原液稀释 100 倍,SDS 最终浓度为 2.08mmol/L。

【实验操作】

1. 绘制标准曲线   取不同浓度血红蛋白的全血标本,分别用 HiCN 法测定 Hb 浓度。以这批已定值的全血标本,用 SDS-Hb 法测定获得相应的吸光度。以 HiCN 法定值为横坐标,以 SDS-Hb 测定吸光度为纵坐标,绘制出标准曲线。

2. 测定血红蛋白   准确吸取 SDS 应用液 5.0ml 置于试管中,加入待测全血标本 20μl,

充分混匀。室温放置 5min 后,以应用液或蒸馏水调零,测定待测标本在 540nm 处的吸光度值,查标准曲线即得 SDS-Hb 结果。

【参考区间】同 HiCN 测定法。

【注意事项】SDS 应用液可破坏白细胞,因此不能用同一管稀释标本同时测定血红蛋白和白细胞计数。

【实验讨论】

1. 影响血红蛋白测定的因素有哪些? 如何进行质量控制?

2. HiCN 和 SDS-Hb 法测定血红蛋白最主要的优点和缺点分别是什么?

实验六　网织红细胞计数

一、试管法

【实验目的】掌握网织红细胞试管法计数的原理及操作方法。

【实验原理】网织红细胞胞质内尚存在少量核蛋白体和核糖核酸（RNA）等嗜碱性物质。煌焦油蓝、新亚甲蓝和天青 B 染料都含有氨基,在水溶液中呈弱碱性,带正电荷,可与酸性集团发生电耦合,特别是与核酸分子中的磷酸基结合,使核糖核酸胶体的电位发生变化,分子间斥力下降,胶体分散力降低而凝集成蓝色颗粒。网织红细胞经染液活体染色后,胞质中出现蓝色的网织状或点粒状结构,可与完全成熟的红细胞区别。在显微镜下计数一定数量红细胞中的网织红细胞数,可以计算出网织红细胞所占的比例。

【实验材料】

1. 器材　末梢血采集用具、试管、试管架、载玻片、推片、显微镜、香柏油、擦镜纸、Miller 窥盘。Miller 窥盘为一个厚为 1mm、直径为 19mm 的圆形玻片,玻片上刻有大小两个正方形格子（图 2-6-1）大方格 B 面积（含小方格）为小方格 A 面积的 9 倍。

2. 试剂

（1）10g/L 煌焦油蓝生理盐水溶液:煌焦油蓝 1.0g,枸橼酸钠 0.4g,氯化钠 0.85g,溶于蒸馏水 100ml 中,过滤后贮存于棕色试剂瓶中备用。

（2）新亚甲蓝 N 溶液:新亚甲蓝 0.5g,草酸钾 1.4g,氯化钠 0.8g,蒸馏水加至 100ml,溶解后过滤,贮存于棕色瓶中备用。

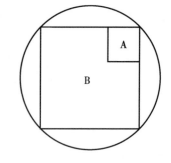

图 2-6-1　Miller 窥盘结构示意图

【实验操作】

1. 滴加染液　取小试管 1 支,做好标记,加新亚甲蓝 N 溶液或煌焦油蓝溶液 2 滴。

2. 加血液标本　于上述试管内加入新鲜全血 2 滴,立即混匀。

3. 染色和制片　室温下放置 15~20min,取混匀染色血 1 小滴制成薄血涂片,自然干燥。

4. 观察网织红细胞　低倍视野下观察红细胞的分布和染色情况,并选择红细胞分布均匀、平铺、着色好的部位。

5. 计数

（1）直接观察法:在油镜下计数至少 1000 个红细胞中的网织红细胞。

（2）Miller 窥盘计数法:为提高计数的精度和速度,建议使用 ICSH 推荐的 Miller 窥盘,缩小视野进行计数。将 Miller 窥盘置于显微镜的目镜内,计数 Miller 窥盘小方格 A 格内的红细胞数和大方格 B 内的网织红细胞数。为了控制 CV 在 10% 之内,要求在连续视野中小方格 A 内需要计的红细胞数见表 2-6-1。

表 2-6-1 实际需要在小方格内要求计数的红细胞数

网织红细胞比值 ×100	小方格 A 内需要计数的红细胞数 （达到 CV=10%）	所计数红细胞数目相当于 总红细胞数
1~2	1000	9000
3~5	500	4500
6~10	200	1800
11~20	100	900

6. 计算

直接观察法：网织红细胞比值 $= \dfrac{\text{计数 1000 个全部红细胞中的网织红细胞数}}{1000}$

Miller 窥盘计数法：网织红细胞比值 $= \dfrac{\text{大方格 B 内的网织红细胞数}}{\text{小方格 A 内的红细胞数} \times 9}$

网织红细胞绝对数（个/L）= 网织红细胞比值 × 红细胞数/L

【参考区间】

根据《全国临床检验操作规程》（第 4 版），网织红细胞比值和绝对数的参考区间为：

1. 网织红细胞比值　成人：0.005~0.015；新生儿：0.03~0.06；儿童：0.005~0.015。

2. 网织红细胞绝对数　成年人：（24~84）× 10^9/L。

【注意事项】

1. 配制染液时，最好将染料用乳钵研细，配制的染液应过滤去除染料沉渣。

2. 标本采集后应及时处理，因为网织红细胞在体外仍继续成熟，其数量随保存时间延长而递减。EDTA-K$_2$ 抗凝血标本应尽量在 4 小时内进行处理，若保存在 4℃条件下，可延迟到 8 小时。

3. 血液与染液的比例以 1:1 为宜，贫血时适当增加血量。

4. 染色时间不能过短，室温低时，可适当延长染色时间或放置 37℃恒温水浴箱染色，否则会因为染色浅造成结果偏低。

5. 选择红细胞分布均匀、不重叠、网织红细胞着色好的部位，按一定顺序计数。由于网织红细胞体积较大，应兼顾血涂片的边缘和尾部。凡含有 2 个以上网织颗粒的红细胞均应计为网织红细胞。

6. 应注意网织红细胞与 HbH 包涵体的鉴别，前者为蓝绿色网织状或点粒状结构，分布不均；后者为蓝绿色圆形小体，均匀散在于整个红细胞内，一般在温育 10~60min 后出现。

二、玻片法

【实验目的】掌握网织红细胞玻片法计数的方法。

【实验原理】同试管法。

【实验材料】

1. 器材　同试管法。

2. 试剂　10g/L 煌焦油蓝乙醇溶液：煌焦油蓝 1.0g（置于乳钵中研磨），溶于 95% 乙醇 100ml，过滤后贮存于棕色试剂瓶中备用。

【实验操作】

1. 滴加染液 取载玻片 1 张,在其一端滴 10g/L 煌焦油蓝乙醇染液 1 滴,待自然干燥后备用。

2. 加血液标本 加入新鲜全血 1 滴于干燥的染料上,用推片的一角轻轻将血液与染料混匀。用另一张载玻片盖于其上,使两玻片黏合,以防染色过程中水分蒸发而使血液和染料干燥。

3. 染色和制片 室温放置 5~10min 后,移开上层载玻片,取 1 小滴制成薄血涂片(或两载玻片贴合轻轻对拉,制备成两张涂片)。

4. 观察、计数和计算 同试管法。

【参考区间】同试管法。

【注意事项】同试管法。

【实验讨论】

1. 影响网织红细胞计数的因素有哪些?

2. 为何网织红细胞计数应用新鲜血液标本?

(郝艳梅)

实验七　血细胞比容测定

一、温氏法

【实验目的】掌握用温氏法测定血细胞比容。

【实验原理】HCT 是指一定体积血液中红细胞所占体积的比值。灌注于温氏管中的抗凝血液,在特定离心力离心一定时间,血液中不同成分以一定的速度沉降,互相分离。通过读取压实红细胞柱层高度,即可计算出压实红细胞层占全血体积的比值。

【实验材料】

1. 器材　离心机、毛细滴管(细长)、温氏管。

2. 试剂　EDTA-K$_2$ 或肝素抗凝剂。

3. 标本　抗凝静脉血。

【实验操作】

1. 准备标本　静脉采血 2ml,立即注入 EDTA-K$_2$ 或肝素的抗凝管中,充分混匀。

2. 加标本至温氏管　用细长的毛细滴管吸取混匀的抗凝血,插入温氏管底部,然后将血液缓慢注入至刻度"0"处,并用小橡皮塞塞紧管口。

3. 离心　将加好标本的温氏管置于离心机,以相对离心力 2264g 离心 30min,读取压实红细胞层柱高的毫米数,然后再以同样速度离心 10min,至红细胞层高度不再下降为止。

4. 读数　离心后血液分为 5 层,自上而下分别为血浆层、血小板层、白细胞层和有核红细胞层、还原红细胞层(紫黑红色)、带氧红细胞层(鲜红色)。以还原红细胞层表面为准,读取红细胞层柱高的毫米数,乘以 0.01,即为每升血液中红细胞体积的升数。

5. 报告方式　HCT 0.× ×L/L

测定值以小数(如 0.42)代替百分比(42%)表示。

【参考区间】成年男性:0.40~0.50;成年女性:0.35~0.45。

【注意事项】

1. 温氏管的规格应符合下述要求　平底厚壁玻璃管,长 11cm,内径 3mm,(内径不均匀性误差 <0.05mm)管上刻有 0~100mm 刻度,分度值为 1mm。

2. 以空腹采血为好,采血应顺利、准确。当针刺入血管后,应立即除去止血带再抽血,以防血液淤积与浓缩。因为静脉压迫时间过长(超过 2min),会引起 HCT 增加。

3. 温氏管和毛细滴管必须洁净干燥,以防止溶血。如标本溶血应加以注明,特别是溶血性贫血患者。抗凝血在注入温氏管前应反复轻微振荡,使 Hb 与氧充分接触,注入温氏管时要避免产生气泡。

4. 离心条件要确保,因红细胞的压缩程度受相对离心力大小和离心时间的影响较大,若相对离心力不足,则所测定的 HCT 值误差较大。

相对离心力可用下式计算：

$$RCF(g)=1.118 \times 10^{-5} \times 有效离心半径(cm) \times (r/min)^2$$

其中有效离心力半径是指从离心机的旋转轴心至红细胞层中点的距离（cm）。本实验要求 RCF（g）为2264，离心30min。若有效离心半径为22.5cm，照上式推算，应以3000r/min的速度离心。

5. 用温氏法离心后，其血浆与血细胞的分界面应为平面，读数时读取自还原红细胞层以下的红细胞高度。

6. 当红细胞形态异常时，可使细胞间残余血浆量增加（约6%）。红细胞增多症时，也会使细胞间残余血浆量增加。必要时要参考红细胞、血红蛋白测定结果，以核对测定值是否可靠。

【实验讨论】影响温氏法血细胞比容测定的因素有哪些？应如何进行控制？

二、微量法

【实验目的】掌握用微量法测定血细胞比容（hematocrit，HCT）。

【实验原理】同温氏法。

【实验材料】

1. 器材　经肝素处理的毛细玻管、高速离心机、专用读数尺（可用一般刻度尺代替）、一次性消毒采血针、75%（V/V）乙醇棉球（棉签）、无菌干棉球（棉签）。

2. 试剂　10g/L肝素抗凝剂。

3. 标本　抗凝外周血。

【实验操作】

1. 准备标本　采外周血，用虹吸法将血液充入特制的肝素化毛细玻管中，至2/3（50mm）处。

2. 封口　把毛细玻管未吸血的一端插入专用封口座或橡皮泥中，封口。

3. 离心　把毛细玻管（封端向外）放入专用的水平式毛细管HCT离心机，以12 000r/min高速离心5min。

4. 读数　取出离心后的毛细玻管置于专用读数板的凹槽中，移动滑尺刻度至还原红细胞层表层，读出相对应的数值；或用刻度尺分别测量红细胞层和全血层长度，计算其比值，即为HCT值。

5. 报告方式　HCT 0.× ×L/L。

【参考区间】同温氏法。

【注意事项】

1. 采外周血部位仍以红细胞计数的采血部位为宜，但穿刺应稍深，以血液能自动流出为宜，取第2滴血检验。抗凝剂的量要准确，并充分混匀。

2. 橡皮泥封管口底面应平，确实封实，以深入毛细血管内2mm左右为宜。

3. 相对离心力以10 000~15 000g为宜，当读出的HCT>0.5时，应再离心5min。

4. 应将毛细玻管底部的红细胞基底层与标准读数板的基线（0刻度线）重合再读数。

5. 当红细胞异常时应注明（如小红细胞、大红细胞、椭圆形红细胞或镰形红细胞），因为红细胞变形性减低使血浆残留量增加6%。红细胞增多症时，血细胞比容明显增高，血浆残留亦会增加。必要时要参考红细胞、血红蛋白测定结果，以核对测定值是否可靠。如离心后血浆有黄疸或溶血现象应注明，以便临床分析。

6. 进行双份试验，双份实验结果之差应 ≤ 0.01。

【实验讨论】对微量法和温氏法测定血细胞比容进行方法学评价。

（毛红丽）

实验八　红细胞沉降率测定

一、魏氏法

【实验目的】掌握魏氏法测定红细胞沉降率的原理、操作和注意事项。

【实验原理】将一定量的枸橼酸钠抗凝全血置于特制刻度血沉管中,垂直立于血沉架上。1小时后,观察红细胞下沉距离,读取上层血浆高度的毫米数值,即为红细胞沉降率,以 mm/h 报告。

【实验材料】

1. 器材　魏氏血沉管、血沉架、洗耳球、计时器。

2. 标本　枸橼酸钠抗凝全血。

【实验操作】

1. 采集血液　准确采取静脉血至枸橼酸钠抗凝的真空采血管(黑帽)的 2ml 刻度处,颠倒混匀。

2. 置标本至血沉管　混匀全血,用洗耳球吸入魏氏血沉管内至刻度"0"处,擦去管外残留血液。

3. 竖立血沉管　将血沉管垂直立于血沉架上,并启动计时器。

4. 读取数据　室温静置 1h 后,准确读取血沉管上层血浆的高度,即为红细胞沉降率。

5. 结果报告　××mm/h。

【参考区间】男性 0~15mm/h,女性 0~20mm/h。

【注意事项】

1. 标本量要准确,保证抗凝剂与血液比例为 1:4,因为抗凝剂过多会使血沉加快,反之血沉减慢;标本杜绝有溶血和凝块;采血后要求 4h 内完成实验,如置于 4℃冷藏,可延长至 6h 内完成测定,但测定前应将标本恢复至 18~25℃。

2. 魏氏血沉管应符合 ICSH 标定规格,清洁干燥;立血沉管时应严格垂直放置,置于血沉架后不允许漏血;血沉架置于平稳处,避免阳光直射,避免移动和震动。

3. 吸血至血沉管时应避免产生气泡。

4. 测定室温要求 18~25℃,室温过高或过低时应查不同室温下的血沉校正表,报告校正值。

5. 测定时间应严格控制在(60±1)min,因为红细胞沉降率在 1h 内的沉降过程中并不是匀速的,不能只观察 30min 沉降率,然后将结果乘以 2 作为红细胞沉降率。

【实验讨论】

1. 血沉测定过程中哪些操作因素会影响到结果?如何进行控制?

2. 在临床上,患者自身的哪些病理因素或用药情况会影响到血沉结果,造成血沉加快或减慢?

二、自动血沉仪法

【**实验目的**】了解自动血沉仪法的工作原理和操作步骤。

【**实验原理**】自动血沉仪根据红细胞下沉过程中血浆浊度的改变,采用红外线探测技术或其他光电技术定时扫描红细胞与血浆界面位置,可动态记录血沉全过程,数据经计算机进行血沉方程计算后得出结果。

【**实验材料**】

1. 器材 自动血沉仪、与仪器配套的专用血沉管。

2. 标本 枸橼酸钠抗凝静脉血。

【**实验操作**】使用前阅读仪器操作说明书,严格按照仪器的操作规程进行。

【**参考区间**】同魏氏法。

【**注意事项**】除仪器的特殊要求外,其他与魏氏法相同。

【**实验讨论**】比较魏氏法和自动血沉仪法测定血沉的异同点。

（毛红丽）

实验九　血小板计数

【实验目的】掌握血小板的显微镜目视计数方法。

【实验原理】血液经稀释液按一定比例稀释并破坏红细胞后,充入改良牛鲍计数板的计数池内,在显微镜下计数一定区域内的血小板数量,经过换算求出每升血液中血小板的数量。

【实验材料】

1. 器材

(1)标本稀释器材:微量吸管、小号试管、试管架、微量刻度吸管或微量可调加样器。

(2)计数器材:改良牛鲍计数板,盖玻片、显微镜、绸布。

2. 试剂　10g/L 草酸铵稀释液:草酸铵 10g,EDTA-K$_2$ 0.12g 溶于 1000ml 蒸馏水中,混匀,过滤备用。

3. 标本　末梢血或 EDTA-K$_2$ 抗凝血。

【实验操作】

1. 准备稀释液　准确吸取稀释液 0.38ml,置于清洁小试管中。

2. 采血与稀释　常规末梢采血,让血液自然流出,擦去第 1 滴血,准确取血 20μl,或取已备抗凝血 20μl,置于稀释液中,吸取上清液洗三次,立即充分轻轻混匀 1min。

3. 静置、溶血　置室温静置约 10min,使溶血完全。

4. 充液至计数池　充分轻轻混匀静置的血小板悬液约 1min,取 1 滴充入计数池内,静置 10~15min,使血小板充分下沉。

5. 计数　用高倍视野观察、计数中央大方格的四角和中央共 5 个中方格内血小板数量。

6. 计算　血小板数 /L=N×5×10×20×10^6=N×10^9/L

N:表示 5 个中方格内数得的血小板数。

×5:将 5 个中方格血小板数换算成 1 个大方格血小板数。

×10:将 1 个大方格血小板数换算成 1μl 血液内血小板数。

×20:血液的稀释倍数。

×10^6:由以微升为单位的数值转换为以升为单位的数值。

7. 报告结果　×××× 10^9/L。

【参考区间】(125~350)× 10^9/L。

【注意事项】

1. 所用器材必须洁净、干燥、无灰尘污染,计量器材定量准确。

2. 定期检查稀释液的质量,检测前应先作稀释液空白计数,计数值为零时方可充池计数。草酸铵稀释液要清洁、无细菌、尘埃等污染。草酸铵质量必须是 AR 级或 GR 级,若用 CP 级溶血效果差。

3. 末梢采血时,针刺应达 3mm 深,使血液流畅,切忌挤压,拭去第 1 滴血后立即取血,以防血小板聚集。如果同时做白细胞和血小板计数时,应先取血做血小板计数。

4. 血液加入血小板稀释液内要轻轻混匀,不可过度振荡,以导致血小板破坏、聚集或有气泡,引起计数误差。

5. 充液前应轻轻充分混匀,血小板悬液充入计数池内需要静置 10~15min,使血小板完全下沉后再计数,但应注意保持湿度,避免水分蒸发而影响计数结果。血小板若呈成簇或聚集性分布,可重新采血复查。

6. 计数时注意:①计数时光线不可太强,注意微有折光性的血小板与尘埃等的鉴别,附着在血细胞旁的血小板也要注意,不要漏数。②计数时间:应在 1 小时内计数完毕,否则结果偏低。③每份标本最好计数 2 次,若计数之差在 10% 以内,取其均值报告。若计数之差大于 10%,应作第 3 次计数,取 2 次相近结果的均值报告。

【实验讨论】

1. 影响血小板计数有哪些因素?如何做好控制?

2. 血小板计数稀释液应具备哪些条件?

（李兴武）

实验十   外周血细胞形态学检查

一、红细胞形态检查

【实验目的】掌握红细胞形态检查的原理、操作及注意事项,并能识别正常和异常红细胞的形态特点。

【实验原理】利用普通光学显微镜直接观察经瑞氏染色后血涂片上的红细胞形态,识别正常及各种异常红细胞。

【实验材料】

1. 器材   普通光学显微镜、擦镜纸。

2. 试剂   油镜清洁液(乙醚∶无水乙醇 =3∶7)。

3. 标本   制备良好的瑞氏染色血涂片。

【实验操作】

1. 低倍视野观察   低倍视野下观察血涂片中红细胞的整体分布情况,选择染色良好且红细胞分布排列紧密但不重叠的区域(通常在血涂片体尾交界处)。

2. 油镜视野观察   在所选择的区域滴加 1 滴香柏油,转换至油镜,观察红细胞的形态。

3. 报告结果   描述所观察到的待检血涂片中的正常或异常红细胞形态。异常红细胞形态包括:大小、形状、染色及结构异常。

【参考区间】瑞氏染色的血涂片中红细胞呈淡粉红色或琥珀色,双凹圆盘形,大小均一,平均直径 7.2μm(6.7~7.7μm),中央 1/3 为生理性淡染区,胞质内无异常结构。正常健康成人外周血涂片中不可见有核红细胞,可偶见变形或破碎的红细胞,但分布极为局限。

【注意事项】

1. 推片和染色过程中的某些人为因素可造成红细胞形态的异常,如:①涂片不当;②玻片不符合要求;③抗凝剂 EDTA-K$_2$ 浓度过高,或长时间放置血液;④染色不当;⑤涂片干燥过慢或固定液中混有少许水分;⑥涂片末端附近可见与长轴方向一致的假椭圆形红细胞等。区别真性和假性异形红细胞应认真浏览全片,通常情况下真性异形红细胞在全片中都可见到,而假性异形红细胞常局限在个别区域。

2. 正确的观察顺序应当是先在低倍视野下浏览全片,整体观察血涂片的细胞分布和染色情况,选择好理想的区域后(红细胞分布均匀、排列紧密但不重叠)再转换至油镜下进行观察。同时要注意片中是否存在其他异常细胞或成分,如幼稚细胞等。

【实验讨论】

1. 在推片及染色过程中哪些因素可导致红细胞形态异常?如何来鉴别红细胞的形态异常是否人为因素所致?

2. 如何评价红细胞形态检查方法?

二、白细胞形态检查

【实验目的】掌握外周血中各种白细胞的正常及病理形态。

【实验原理】用普通光学显微镜直接观察经瑞氏染色后血涂片上的白细胞,并根据细胞大小、细胞核、细胞质等多方面的特征,来鉴别各种正常或异常白细胞。

【实验材料】

1. 器材　普通光学显微镜、擦镜纸。
2. 试剂　油镜清洁液(乙醚：无水乙醇 =3：7)。
3. 标本　制备良好的瑞氏染色血涂片。

【实验操作】

1. 低倍视野观察　先在低倍视野浏览全片,初步评估细胞分布、数量及染色情况,选择理想观察区域(通常在体尾交界处),并注意是否存在异常细胞。

2. 油镜观察　在所选区域滴加 1 滴香柏油,在油镜下对白细胞从胞体大小、细胞核、细胞质等方面认真观察。注意白细胞有无异常形态变化,如中性粒细胞的毒性变化、核象变化、核形态异常、胞质颗粒减少或消失、异型淋巴细胞等。

3. 计算毒性指数　观察 100 或 200 个中性粒细胞,记录含中毒颗粒的中性粒细胞数量,毒性指数计算公式如下：

$$毒性指数 = \frac{有中毒颗粒的中性粒细胞数}{计数的中性粒细胞数}$$

4. 报告结果　直接报告所观察到的正常或异常白细胞的形态。

【参考区间】正常健康成人外周血中无异常白细胞。

【注意事项】

1. 注意全片观察,特别要留意血涂片的尾部和边缘,因为体积较大的异常细胞通常会出现在这些区域,若发现异常或幼稚细胞,一定要在结果报告中加以描述。

2. 注意控制染色的质量,染色时间过长或染液偏碱时,可能会将中性颗粒误认为中毒颗粒,应注意全片各种细胞的染色情况。

3. 注意区别不同类型的细胞,尤其是含中毒颗粒的中性粒细胞和嗜碱性粒细胞的鉴别,嗜碱性粒细胞核分叶较少,染色较浅,其中的嗜碱性颗粒着色更深且大小不均,通常可覆盖在细胞核上。

【实验讨论】

1. 病毒性感染和细菌性感染时外周血中的白细胞计数和形态变化各有何特点?
2. 异型淋巴细胞是由什么原因引起的? 有何形态特点?

三、血小板形态检查

【实验目的】掌握血小板形态的检查方法及正常和异常血小板的形态特点。

【实验原理】用普通光学显微镜直接观察经瑞氏染色后血涂片上的血小板形态。

【实验材料】

1. 器材　普通光学显微镜、擦镜纸。
2. 试剂　油镜清洁液(乙醚：无水乙醇 =3：7)。
3. 标本　制备良好的瑞氏染色血涂片。

【实验操作】

1. 低倍视野观察　低倍视野下浏览全片,了解细胞包括血小板的分布和染色情况。选取厚薄适宜、染色良好、细胞分布均匀且形态完整的区域。

2. 油镜观察　滴加 1 滴香柏油,油镜下仔细观察血小板的数量、大小、形态、颗粒聚集性和分布等特点。

3. 报告结果　描述所观察到的血小板分布及形态特点(分布特点可描述为散在、簇状或成堆分布等;形态特点可描述为正常形态血小板、大血小板、异形血小板等)。

【参考区间】正常血小板呈两面微凸的圆盘状,直径 1.5~3μm,新生血小板体积大,成熟血小板体积较小;往往散在或成簇分布,形态多为圆形、椭圆形或略欠规则;胞质呈淡蓝或淡红色,中央有细小、分布均匀而相聚或分散于胞质中的紫红色颗粒。

【注意事项】

1. 采血过程顺利与否可影响到血小板形态的观察。进行血小板形态观察时 EDTA 抗凝新鲜全血优于毛细血管血。

2. 各种人为因素如血液放置时间过长、涂片的制备及染色不当、观察区域不合适等均会影响到血小板的形态,一般真正的异形血小板均匀分布于全片,而假性异形血小板仅局限于个别区域。

【实验讨论】

1. 影响血小板聚集的因素有哪些?应如何避免?

2. 描述血小板卫星现象并讨论该现象对血象测定值的影响。

(岳保红　李兴武)

第三章 血液分析仪检验

实验一 血细胞分析仪的使用和结果分析

一、三分群型血液分析仪的使用和结果分析

【实验目的】掌握三分群型血液分析仪的原理、操作方法及结果分析。

【实验原理】三分群型血液分析仪采用电阻抗原理进行细胞计数及白细胞分群。

1. 细胞计数 血细胞相对于等渗的电解质溶液（稀释液）而言为不良导体,当血细胞通过检测器微孔的孔径感应区时,使其内外电极之间的电阻瞬间增大,产生脉冲信号,脉冲信号的强弱反映细胞体积的大小,脉冲信号的多少反映细胞的数量,这些脉冲信号经过放大、甄别、阈值调节、整形、计数,完成对血细胞的计数和体积测定。

2. 血红蛋白测定 被稀释的血液中加入溶血剂后,红细胞溶解释放出血红蛋白,后者与溶血剂有关成分结合形成血红蛋白衍生物,进入专门检测通道,在特定波长（多为530~550nm）下比色,吸光度值与所含血红蛋白含量呈正比,经仪器计算显示血红蛋白浓度。

3. 白细胞分群 标本中加入特定的溶血剂,使红细胞溶解,同时使白细胞膜表面产生小孔,白细胞失水而皱缩,皱缩后的白细胞大小与细胞核、胞质内颗粒成分等有关,根据细胞体积大小将35~450fl范围内的白细胞分成大、中、小三个群体（表3-1-1）,并显示其直方图（图3-1-1）,同时计算出白细胞各亚群的百分比率和绝对值。

表3-1-1 电阻抗型血液分析仪白细胞三分群的界定

细胞群	体积(fl)	主要细胞	溶血剂处理后细胞的特点
小细胞群	35~90	淋巴细胞	单个核细胞,无颗粒或偶有颗粒,细胞小
中间细胞群	90~160	单核细胞、嗜酸性粒细胞、嗜碱性粒细胞、幼稚细胞	单个核细胞或核分叶少,细胞中等大小
大细胞群	>160	中性粒细胞	核分叶多,颗粒多,细胞大

【实验材料】

1. 器材 三分群型血液分析仪及采血相关器材等。

2. 试剂

（1）仪器配套的稀释液、溶血剂、清洗液等。

（2）全血质控物。

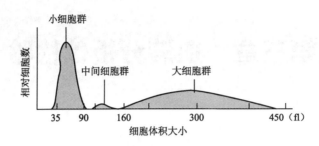

图 3-1-1   三分群型血液分析仪白细胞体积分布直方图

3. 标本   末梢血或 EDTA-K$_2$ 抗凝静脉血。

【实验操作】

1. 采集标本   采集静脉血液,使用 EDTA-K$_2$ 抗凝(抗凝剂终浓度为 1.5~2.2mg/ml 血液),将血液与抗凝剂充分混匀,同时制备血涂片 1 张备用。对于静脉采血困难患者如婴幼儿可采集末梢血,加入微量抗凝管内立即混匀,待测。

2. 准备仪器   开机前检查稀释液、溶血剂和废液瓶(或排污口)等装置的连接和通讯接口。然后,开启电源,仪器完成自检程序,空白计数达到仪器的要求,即可进行下一步操作。

3. 检测质控物   将仪器配套的质控物从冰箱中取出置室温平衡 15~30min,轻轻充分混匀后上机检测。质控结果在控,才能检测标本。若质控结果失控,按失控处理程序处理。

4. 检测标本   将标本排列于仪器待检区,仪器自动混匀标本并进样。采用手动进样模式时,标本应充分混匀后上机检测。仪器吸样后自动完成各项测试,屏幕显示出各项参数、直方图及报警信息。

5. 报告结果

(1)主要参数:①白细胞总数及大、中、小三群白细胞的百分比率和绝对值;②红细胞相关参数:RBC、Hb、MCV、MCH、MCHC、RDW 等;③血小板相关参数:PLT、MPV 等。

(2)直方图:RBC、WBC 及 PLT 直方图。

(3)报警信息:如细胞计数、直方图等有异常,仪器有相应的提示,参见仪器说明书。

(4)报告:根据各项参数、直方图、报警信息及临床资料等,综合分析是否可以直接发出报告,或经过复检再发出报告。

6. 分析结果

(1)白细胞结果:结合白细胞总数、大、中、小三群白细胞的比率、绝对值、报警提示信息及直方图综合分析。白细胞直方图可起到初筛和提示作用,并无诊断意义(图 3-1-2)。分析白细胞直方图有助于判断白细胞计数结果的可靠性,如红细胞破坏不完全、血小板聚集、冷凝集素干扰等因素可影响白细胞测定结果(图 3-1-3)。三分群型血液分析仪对白细胞的分群不等同于白细胞分类,白细胞分类须经血涂片染色后显微镜下分类,并观察细胞形态学变化。

(2)红细胞结果:结合红细胞数量、血红蛋白浓度、MCV、MCH、MCHC、RDW 及红细胞直方图、显微镜下红细胞形态、临床资料综合分析,有助于贫血的诊断及治疗监测。

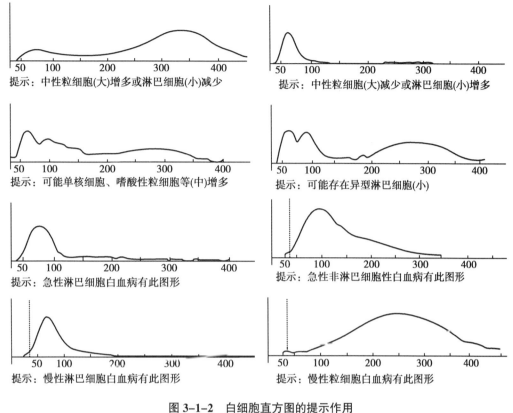

提示：中性粒细胞(大)增多或淋巴细胞(小)减少

提示：中性粒细胞(大)减少或淋巴细胞(小)增多

提示：可能单核细胞、嗜酸性粒细胞等(中)增多

提示：可能存在异型淋巴细胞(小)

提示：急性淋巴细胞白血病有此图形

提示：急性非淋巴细胞性白血病有此图形

提示：慢性淋巴细胞白血病有此图形

提示：慢性粒细胞白血病有此图形

图 3-1-2　白细胞直方图的提示作用

大：大细胞群；中：中等大小细胞群；小：小细胞群

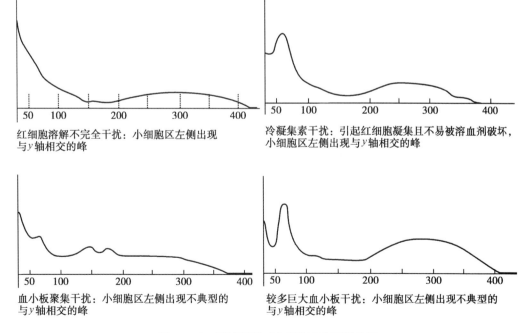

红细胞溶解不完全干扰：小细胞区左侧出现
与 y 轴相交的峰

冷凝集素干扰：引起红细胞凝集且不易被溶血剂破坏，
小细胞区左侧出现与 y 轴相交的峰

血小板聚集干扰：小细胞区左侧出现不典型的
与 y 轴相交的峰

较多巨大血小板干扰：小细胞区左侧出现不典型的
与 y 轴相交的峰

图 3-1-3　干扰因素对白细胞直方图的改变

1) MCV、MCH、MCHC 对贫血的形态学分类（表 3-1-2）

表 3-1-2　MCV、MCH、MCHC 对贫血的形态学分类

形态学分类	MCV（fl）	MCH（pg）	MCHC（g/L）	病因举例
大细胞性贫血	>100	>34	316~354	叶酸和（或）维生素 B_{12} 缺乏或吸收障碍
正常细胞性贫血	82~100	27~34	316~354	再生障碍性贫血、急性失血、急性溶血、白血病等
小细胞低色素性贫血	<82	<27	<316	铁缺乏、珠蛋白肽链合成障碍、慢性失血等
单纯小细胞性贫血	<82	<27	316~354	慢性炎症、尿毒症等

2) MCV、RDW 对贫血的分类（表 3-1-3）

表 3-1-3　MCV、RDW 对贫血的分类

贫血分类	MCV	RDW	疾病举例
小细胞均一性	减低	正常	轻型 β- 珠蛋白生成障碍性贫血
小细胞不均一性	减低	升高	缺铁性贫血、HbH 病
正细胞均一性	正常	正常	慢性病性贫血、再生障碍性贫血、白血病
正细胞不均一性	正常	升高	骨髓纤维化、铁粒幼细胞性贫血
大细胞均一性	升高	正常	骨髓增生异常综合征、再生障碍性贫血
大细胞不均一性	升高	升高	巨幼细胞性贫血、恶性贫血

3) 红细胞直方图的提示作用（图 3-1-4）

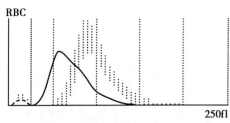

缺铁性贫血直方图特征：主峰左移，峰底变宽，显示有小细胞不均一性红细胞

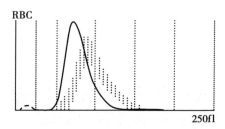

轻型地中海贫血直方图特征：曲线峰左移，峰底较窄，显示有小细胞均一性红细胞

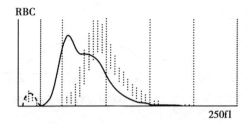

铁粒幼细胞性贫血直方图特征："双峰"形，峰底明显变宽，说明有大小两群红细胞

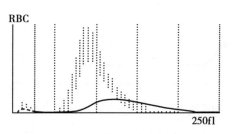

巨幼细胞性贫血直方图特征：曲线顶点较低、主峰平坦右移，峰底明显变宽，显示有大细胞不均一性红细胞

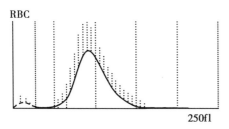

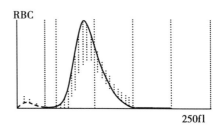

急性失血性贫血直方图特征：主峰变低，其他
与正常红细胞直方图基本一致

健康人红细胞直方图特征：两侧基本对称的
正态曲线，主峰顶点较高，峰底较窄

图 3-1-4　红细胞直方图的提示作用

（3）血小板结果：血小板参数有助于寻找血小板增多、减少的原因及判断血小板成熟度、骨髓产生血小板的能力等。MPV 与 PDW 测定的临床意义见表 3-1-4。血小板直方图有助于血小板计数的质量控制，如血小板聚集、小红细胞或细胞碎片对血小板计数的干扰（图 3-1-5）。对异常血小板直方图的标本，一定要进行显微镜复检，分析原因，必要时，重新采集标本测定。

表 3-1-4　MPV 与 PDW 测定的临床意义

PDW	MPV	临床意义
增高	正常	原发性血小板增多症、反应性血小板增多症
减低	减低	巨幼细胞性贫血
增高	增高	粒细胞白血病、原发性免疫性血小板减少症
减低	增高	再生障碍性贫血

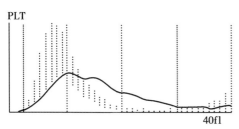

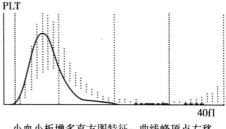

大血小板增多直方图特征：
曲线峰顶点右移，曲线右侧底部抬高

小血小板增多直方图特征：曲线峰顶点左移

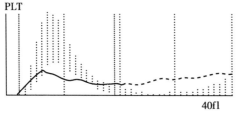

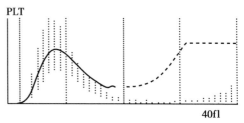

血小板有大量聚集直方图特征：曲线峰顶点右移、
变得低而平，PLT计数会假性减低

小红细胞干扰血小板计数的直方图特征：曲线峰的
右侧以较大斜率抬起，PLT计数会假性升高

图 3-1-5　各类血小板直方图

图中虚线为正常拟合曲线

【注意事项】

1. 工作环境要清洁,室内温度保持在 15~25℃之间,相对湿度在 30%~85% 之间。注意通风、防潮,保持排水系统的通畅,保证排污符合生物安全及环境保护的要求,避免阳光直射。仪器应远离电磁干扰源、热源,电源插座单独使用,远离电冰箱、空调、离心机等易产生干扰的设备。严格按仪器标准操作程序(SOP 文件)进行检测。

2. 要使用与仪器品牌、型号匹配的配套试剂,开机前要先检查试剂的有效期。

3. 顺利采血,与 EDTA-K$_2$ 抗凝剂充分混匀,不能有凝血。标本应于 4~6h 内检测完毕,最多不超过 8h,此其间标本置于室温为宜。不宜在冰箱保存,有文献显示冷藏会使血小板计数减少。

4. 对于 EDTA 依赖性假性血小板减少症的标本可选用枸橼酸盐抗凝剂。对于有冷凝集现象的标本,放置于 37℃水浴 30min 后混匀,立即上机检测。

5. 按要求做室内质控,若质控失控,不能检测标本,按下述操作寻找失控原因并处理:重新测定同一质控物→新开一瓶质控物,重测失控项目→进行仪器维护或更换试剂,重测失控项目→重新校准,重测失控项目→联系仪器或试剂厂家请求技术支援,找到失控原因并纠正。

6. 按 TAT(turn-around time)时间要求回报血液检测结果。若属于危急值,应按程序及时反馈结果至临床。

7. 将所有标本都视为传染源,做好自身安全防护工作。按要求处理检测后的标本。若溶血剂中含有氰化物,废液必须使用次氯酸处理后,才能排放。

【实验讨论】

1. 电阻抗法如何对白细胞进行三分群?

2. 红细胞直方图在贫血类型的鉴别和疗效观察上有何作用?

3. 如何利用血小板直方图进行血小板计数的质量控制?

二、五分类型血液分析仪的使用和结果分析

【实验目的】掌握五分类型血液分析仪的原理、操作方法及结果分析。

【实验原理】

1. 细胞计数及体积测定　同三分群型血液分析仪。

2. 血红蛋白测定　同三分群型血液分析仪。

3. 白细胞五分类计数　不同型号血液分析仪所采用的原理不尽相同,如体积电导激光散射法(VCS)、阻抗和射频法、多角度偏振光散射法(MAPSS)、激光散射与细胞化学染色法、流式细胞术与荧光染色法等。

4. 网织红细胞计数　采用荧光染料(如吖啶橙、哌若宁 -Y、噻唑橙、碱性槐黄 O 等)或非荧光染料(如新亚甲蓝)结合网织红细胞内的 RNA,经激光照射产生光散射,染色的 RNA产生散射荧光或产生光吸收,根据光散射信号或吸光度值对网织红细胞计数。还可根据荧光的强度不同,将网织红细胞分为低荧光强度网织红细胞(LFR)、中等荧光强度网织红细胞(MFR)和高荧光强度网织红细胞(HFR)三类,以此反映网织红细胞的成熟度,越早期的网织红细胞显示荧光越强,完全成熟红细胞没有荧光。

【实验材料】

1. 器材　五分类型血液分析仪及采血相关器材等。

2. 试剂

（1）仪器配套的稀释液、溶血剂、清洗液等。

（2）全血质控物。

3. 标本　末梢血或 EDTA-K$_2$ 抗凝静脉血。

【实验操作】开机准备、测定质控物及标本的步骤基本同三分群型血液分析仪，五分类型血液分析仪报告内容更加丰富，除了更多的检测参数外，还可显示更加直观的散点图。

【注意事项】

1. 对仪器、试剂、标本、质控、生物安全等要求同三分群型血液分析仪。

2. 分析结果

（1）白细胞：可计数白细胞总数及中性粒细胞、嗜酸性粒细胞、嗜碱性粒细胞、淋巴细胞和单核细胞五类白细胞的百分率及绝对值，但对白细胞的分类只是一种过筛手段，须结合细胞的数量、直方图、散点图、报警信息及临床资料等制定复检规则，必要时，进行仪器的再测、显微镜复检及标本合格性判断等，才能得出白细胞准确的分类结果。需要说明的是，不同型号的五分类型血液分析仪采用的原理不尽相同，散点图也有差异，必须清楚自己实验室使用的仪器原理，综合分析，保证白细胞计数结果的准确性（图 3-1-6）。

（2）红细胞：①直方图同三分群型血液分析仪（图 3-1-6）；②网织红细胞：可计数绝对值及根据荧光强度分为 LFR、MFR、HFR 三部分（图 3-1-7）。

（3）血小板：直方图同三分群型血液分析仪（图 3-1-6）。

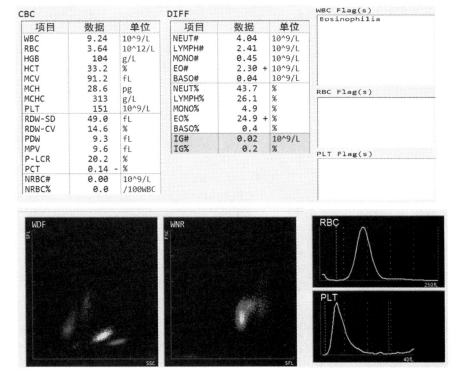

图 3-1-6　五分类血液分析仪参数、散点图、直方图

RET		
项目	数据	单位
RET%	5.42	%
RET#	0.1268	10^12/L
IRF	41.3	%
LFR	58.7	%
MFR	33.7	%
HFR	7.6	%
RET-He	23.9	pg

图 3-1-7　网织红细胞分类结果及散点图

【实验讨论】

1. 三分群与五分类型血液分析仪的白细胞分类异同点有哪些？
2. 网织红细胞计数仪器法的原理是什么？

实验二 血细胞分析仪校准、性能评价和比对

一、血液分析仪的校准

【实验目的】掌握血细胞分析仪校准的方法。

【实验原理】使用配套校准品对血液分析仪的主要检测项目 WBC、RBC、Hb、HCT 和 PLT 进行校准。

【实验材料】

1. 器材 待校准的血液分析仪。

2. 试剂

（1）血液分析仪配套试剂（稀释液、溶血剂、清洗液等）。

（2）血液分析仪同一批号的配套校准品 2 瓶。

【实验操作】

1. 仪器准备 使用清洗液对仪器内部各通道及测试室进行处理,确认仪器的空白计数及精密度在说明书标示的范围内时,才可进行校准。

2. 校准品的准备

（1）将校准品从冰箱内（2~8℃）取出后,在室温（18~25℃）放置约 15min,使其恢复至室温。

（2）检查校准品,应无超出有效期、变质或污染等情况。

（3）轻轻地将校准品反复颠倒混匀,直到所有红细胞完全悬浮（约需翻转 20 次）。

（4）打开瓶塞时,使用纱布或软纸吸收溅出的校准品。

（5）将 2 瓶校准品混合在一起,充分混匀后再分装于 2 个瓶内,其中 1 瓶用于校准检测,另 1 瓶用于校准结果的验证。

3. 校准品检测 取 1 瓶校准品,连续检测 11 次,第 1 次检测结果不用,以防止携带污染。仪器若无自动校准功能,则将第 2~11 次检测结果手工记录于工作表格中,计算均值,均值的小数点后数字保留位数较日常报告结果多一位。有自动校准功能的仪器可直接得出均值。

4. 用各参数的均值与校准品说明书的靶值比较以判断是否调整仪器。

（1）计算各参数的均值与靶值相差的百分数,计算公式为: 相对偏差（%）= | 均值 − 靶值 | ÷ 靶值 × 100%,并与表 3-2-1 中的判定标准进行比较。

（2）若各参数均值与靶值的差异全部不超过表 3-2-1 中的第一列数值时,仪器不需要调整,记录检测数据即可;若差异全部大于表 3-2-1 中的第二列数值时,需请仪器维修人员检查原因并进行处理;若差异在表 3-2-1 中第一列与第二列数值之间时,需对仪器进行调整,调整方法按说明书的要求进行。若仪器无自动校准功能,则将靶值除以所测均值,求出校准系数。将仪器原来的系数乘以校准系数,即为校准后的系数。将校准后的系数输入仪器更换原来的系数。

表 3-2-1　血液分析仪校准的判别标准

参数	相对偏差（%）	
	第一列	第二列
WBC	1.5	10
RBC	1.0	10
Hb	1.0	10
HCT	2.0	10
MCV	1.0	10
PLT	3.0	15

【例】某实验室以配套校准品在某血液分析仪上进行测定，第 2~11 次测定数据和计算结果见表 3-2-2。

表 3-2-2　某血液分析仪校准的测定数据和计算结果

测定次数	检 测 参 数					
	WBC	RBC	Hb	Hct	MCV	PLT
	（×10⁹/L）	（×10¹²/L）	（g/L）	（L/L）	（fl）	（×10⁹/L）
2	8.07	4.231	129.3	0.3612	86.01	221.5
3	8.02	4.244	129.1	0.3678	86.21	219.2
4	8.03	4.245	129.4	0.3683	86.16	217.1
5	8.01	4.221	129.5	0.3651	86.09	228.1
6	8.05	4.226	129.4	0.3692	86.29	216.9
7	7.89	4.238	129.7	0.3678	86.13	225.6
8	7.9	4.204	128.9	0.3632	86.25	223.2
9	7.97	4.226	128.7	0.3621	86.15	224.1
10	7.94	4.219	129	0.3639	86.24	220.7
11	7.98	4.217	129.8	0.3651	86.27	221.5
均值（x̄）	7.99	4.227	129.3	0.3654	86.18	221.8
校准品靶值	7.9	4.18	131	0.375	89.7	225
相对偏差（%）	1.13	1.12	1.30	2.56	3.92	1.42
允许范围（%）	1.5	1.0	1.0	2.0	1.0	3.0
是否需要调整校准系数	不需要	需要	需要	需要	需要	不需要
原校准系数	1.105	1.090	0.991	1.070	1.060	0.985
新校准系数	1.105	1.078	1.004	1.098	1.103	0.985

$$新校准系数 = 原校准系数 \times (校准品靶值 \div 均值)$$

5. **校准结果的验证**　将第 2 瓶未用的校准品充分混匀,在已调整校准系数的仪器上重复检测 11 次,去除第 1 次结果,计算第 2~11 次检测结果的均值和均值与靶值相差的百分数,再次与表 3-2-2 中的数值对照。如各参数的差异全部不超过表 3-2-2 中第一列数值,证明校准合格。如达不到要求,需请维修人员进行检修后重新校准。上述血液分析仪校准的验证结果见表 3-2-3。

表 3-2-3　某血液分析仪校准的验证结果

测定次数	检 测 参 数			
	RBC	Hb	HCT	MCV
	$(\times 10^{12}/L)$	(g/L)	(L/L)	(fl)
2	4.195	131.3	0.3712	89.01
3	4.194	131.1	0.3778	88.29
4	4.175	132.1	0.3783	89.16
5	4.171	131.5	0.3681	90.02
6	4.196	132.4	0.3692	89.29
7	4.178	131.2	0.3718	90.13
8	4.184	130.9	0.3732	89.25
9	4.186	131.7	0.3721	89.15
10	4.199	131.5	0.3739	90.24
11	4.171	131.4	0.3751	90.27
均值($\bar{x}$)	4.185	131.5	0.373	89.48
校准品靶值	4.18	131	0.375	89.7
新偏差(%)	0.12	0.38	0.53	0.25
原偏差(%)	1.12	1.30	2.56	3.92

【注意事项】

1. 为了保证血液分析仪检测结果准确性,应定期(每半年至少一次)对血液分析仪进行校准。有下述情况也应进行血液分析仪的校准:①血液分析仪投入使用前(新安装或旧仪器重新启用);②更换部件进行维修后,可能对检测结果的准确性有影响时;③仪器搬动后,需要确认检测结果的可靠性时;④室内质量控制显示系统的检测结果有漂移时(排除仪器故障和试剂的影响因素后);⑤比对结果超出允许范围。

2. 如果配套校准品无法达到说明书赋值表标示的预期结果,说明使用的校准品、试剂或仪器可能有问题,应逐项检查排查原因,必要时与厂家技术服务部门联系。

3. 如无法获得配套校准品,可使用新鲜血作为校准品。采集新鲜血液分装于 3 支试管中,取其中 1 管,在参考实验室连续检测 11 次,计算第 2~11 次检测结果的均值,以此作为新鲜血的定值。其他 2 管新鲜血作为定值的校准品,用于仪器的校准及校准结果的验证,其校准步骤与使用配套校准品的校准步骤相同。

二、血液分析仪的性能评价

【实验目的】熟悉血细胞分析仪的性能评价指标及其评价方法。

【实验原理】按照 ICSH 公布的血细胞分析仪评价指标对仪器技术性能进行测试与评价。

【实验材料】

1. 器材　血液分析仪。

2. 试剂　血液分析仪配套试剂(稀释液、溶血剂、清洗液等)。

3. 标本　仪器配套的质控品,EDTA-K$_2$ 抗凝全血。

【评价指标】

1. 精密度　精密度是指一份标本重复多次测定所得检测结果之间的一致性,无法直接测量,用变异系数(CV)来表示。

(1)批内精密度:将一瓶仪器配套的质控品充分混匀后,在短时间内重复测定 10 次,统计 10 次结果的均值、标准差,再计算出变异系数(CV)。

(2)批间精密度:用同一批号的仪器配套质控品,每分析批(一般 24h)测定 1 次,重复测定 20~30 次,统计 20~30 次结果的均值、标准差,再计算出变异系数(CV),得到分析参数的批间(日间)总精密度。

2. 携带污染　携带污染主要是指前一高浓度标本对紧接其后检测的低浓度标本分析的影响。评价方法是先检测高值新鲜全血(标本 A)3 次,得到 A1、A2 和 A3 三个结果,随后检测低值新鲜全血标本(标本 B)3 次,得到 B1、B2、B3 三个结果,采用以下公式计算携带污染率。此项指标越低越好,一般不得大于 3%。

$$携带污染率 = \frac{B_1 - B_3}{A_3 - A_3} \times 100\%$$

3. 线性　线性为仪器直接提供与细胞浓度呈正比结果的能力,用稀释效应评价,不同稀释度测定参数的线性范围越宽越好。用自身乏血小板血浆稀释浓缩细胞得到各种稀释度标本。稀释浓度分别为 100%、90%、80%、10%。10% 代表 1 体积浓缩细胞加入 9 体积血浆。评价项目一般包括白细胞、红细胞、血红蛋白和血小板等 4 项。

4. 标本稳定性　标本稳定性是指随着标本采集后时间的增加,在规定条件下贮存的标本维持所测量值一致性的能力。采集 5 份正常个体标本和 5 份异常而非相同细胞系列的患者标本。标本分别贮存在室温和 4℃,并在 0min、4h、8h、12h、24h、48h 和 72h 内检测,通过计算各时间点测定结果与 0min 时检测结果的差值,得到检测结果 - 检测时间图,以评估贮存时间和温度对结果的影响。

5. 可比性　指血液分析仪和常规方法检测结果的一致性。仪器有多种进样模式(如闭盖自动进样、手工开盖或预稀释进样)时,应评价不同进样模式间的可比性。

6. 准确性　准确性是检测结果与已知真值之间的一致程度。真值必须是用决定方法或参考方法测定所得到的。用待评价仪器测定一定数量的随机标本,将其测定结果与参考方法的测定结果进行比较。

7. 抗干扰性　对异常标本和已知干扰的标本进行研究,评价干扰物对仪器检测参数的影响。可使用溶血、高胆红素、高血脂标本进行干扰试验：使用待评价仪器测定含高胆红素（如总红素 >150μmol/L）、高血脂（如甘油三酯 >8mmol/L）标本，观察其对检测参数有无干扰，即统计分析各检测参数之间的差异程度。

8. 白细胞分类计数性能评价　评价方法可参考我国卫生行业标准 WS/T 246—2005 白细胞分类计数参考方法。文件采用手工目视显微镜计数法作为白细胞分类计数的参考方法，并规定了建立参考方法的要求，见表 3-2-4。采用白细胞分类计数参考方法，对自动白细胞分类计数进行性能评价。评价方案包括：①比较试验，即与参考方法比较。②精密度试验，包括方法的短期和长期不精密度。③建立参考范围。④临床性能，即采用已建立的参考范围评价仪器对异常样本检出的能力。

表 3-2-4　白细胞分类计数参考方法要求

项　　目	内　　容
样本采集	静脉血采集于 EDTA-K$_2$ 抗凝剂中（浓度为每毫升血液含 1.5~2.2mg EDTA-K$_2$·H$_2$O）。采血后立即混匀，不能有肉眼可见凝块。
血涂片制备和要求	样本采集后 4 小时内制备血涂片。每份样本用楔形技术制备 3 张良好的血涂片。
血涂片染色	采用 Romanowsky 类染料染色。
需分类的外周血有核细胞	中性分叶核粒细胞、中性杆状核粒细胞、淋巴细胞、异型淋巴细胞、单核细胞、嗜酸性粒细胞和嗜碱性粒细胞。
血涂片检查步骤	采用"城垛式"方法检查血涂片。每张血涂片应计数 200 个白细胞，如白细胞减少，应同时增加血片数量。分类结果以百分率和绝对值表示。
检验人员要求和考核	检验人员应具备实际工作经验，能对所有常见白细胞进行分类，通过考核。检验人员每天按每张涂片分类计数 200 个细胞计，每天血涂片检验数量约为 15~25 张。

三、血液分析仪的比对

【实验目的】熟悉血细胞分析仪比对试验的方法。

【实验原理】实验室有多台血液分析仪时，参考 WS/T406—2012 临床血液学检验常规项目分析质量要求文件，选择临床样本分别在不同的仪器上进行检测，以相对偏差作为评价指标来判断不同血液分析仪测定结果的可比性。

【实验材料】

1. 器材　2 台血液分析仪。

2. 试剂　血液分析仪配套试剂（稀释液、溶血剂、清洗液等）。

3. 标本　EDTA-K$_2$ 抗凝全血。

【实验操作】

1. 仪器准备　参加比对的仪器内部各通道及测试室均经清洁剂处理，保证仪器的背景计数、重复性及携带污染率均符合要求，否则需请维修人员检修。评价过程中各仪器必须有质量控制保证，避免人为误差和仪器误差，以免影响比对的真实性。

2. 按卫生行业标准 WS/T406—2012 临床血液学检验常规项目分析质量要求中推荐的

方法进行。常规检测仪器使用过程中,至少使用 20 份临床样本(血细胞计数项目所选标本的浓度水平应符合表 3-2-5 的要求,其他检测项目所选标本应含正常、异常浓度水平各占50%)定期(至少半年)进行一次结果比对,每个检测项目的相对偏差符合表 3-2-5 要求的比例应≥80%。

表 3-2-5 可比性验证的允许偏差及比对样本的浓度要求

检测项目	浓度范围	样本数量所占比例	相对偏差
WBC ×10⁹/L	<2.0	10%	≤ 10.0%
	2.0~5.0	10%	≤ 7.5%
	5.1~11.0	45%	
	11.1~50.0	25%	
	>50.1	10%	
RBC ×10¹²/L	<3.00	5%	
	3.00~4.00	15%	
	4.01~5.00	55%	≤ 3.0%
	5.01~6.00	20%	
	>6.01	5%	
Hb g/L	<100	10%	
	100~120	15%	
	121~160	60%	≤ 3.5%
	161~180	10%	
	>181	5%	
PLT ×10⁹/L	<40	10%	≤ 15.0%
	40~125	20%	
	126~300	40%	
	301~500	20%	≤ 12.5%
	500~600	5%	
	>601	5%	
HCT	—	—	≤ 3.5%
MCV	—	—	≤ 3.5%
MCH	—	—	≤ 3.5%
MCHC	—	—	≤ 3.5%

【例】某实验室两台血液分析仪 WBC 项目比对数据见表 3-2-6。

结论:两台仪器 WBC 相对偏差符合率为 95%,符合≥80% 的要求,两台仪器 WBC 项目比对合格。

表 3-2-6 某实验室两台血液分析仪 WBC 项目比对数据

编号	仪器甲 WBC 测定结果（×10⁹/L）	仪器乙 WBC 测定结果（×10⁹/L）	相对偏差	相对偏差的要求	相对偏差是否符合要求
1	1.91	1.97	3.1%	≤ 10.0%	符合
2	1.78	1.61	10.6%		不符合
3	4.09	4.12	0.7%		符合
4	3.48	3.36	3.6%		符合
5	8.52	8.55	0.4%		符合
6	5.87	5.91	0.7%		符合
7	6.34	6.71	5.8%		符合
8	7.35	7.21	1.9%		符合
9	8.11	8.07	0.5%		符合
10	5.43	5.61	3.3%		符合
11	6.92	6.83	1.3%	≤ 7.5%	符合
12	7.88	7.91	0.4%		符合
13	10.15	10.38	2.3%		符合
14	15.89	16.96	6.7%		符合
15	13.54	13.61	0.5%		符合
16	19.79	19.65	0.7%		符合
17	22.97	23.08	0.5%		符合
18	29.51	30.46	3.2%		符合
19	52.65	53.12	0.9%		符合
20	61.04	62.97	3.2%		符合

【注意事项】

1. 如不符合要求应检查原因重新比对。

2. 以下情况仪器需要进行比对：①更换重要部件或重大维修后；②软件程序变更后；③更换试剂批号（必要时）；④室内质控结果有漂移趋势时；⑤室间质评结果不合格，采取纠正措施后；⑥临床医生对结果的可比性有疑问时；⑦患者投诉对结果可比性有疑问（需要确认时）；⑧需要提高周期性比对频率时（如每季度或每月一次）。

3. 书写和保存比对报告，交科室存档。

【实验讨论】

1. 简述血液分析仪校准、性能评价和比对的意义。

2. 实验室新购进了一台自动血液分析仪，需要对仪器进行校准、性能评价和比对，任选一项进行小组讨论，并列出进行此项工作的计划和提纲。

（石青峰）

第四章　血栓与止血一般检验

实验一　活化部分凝血活酶时间测定

【实验目的】掌握活化部分凝血活酶时间（APTT）检测方法、操作及注意事项。

【实验原理】在37℃条件下用白陶土激活凝血因子Ⅻ和Ⅺ，以脑磷脂（部分凝血活酶）代替血小板提供凝血的催化表面，在Ca^{2+}参与下，观察血浆（乏血小板）凝固所需的时间。

【实验材料】

1. 器材　塑料采血装置、塑料试管、秒表、微量加样器、低速离心机、水浴箱和血凝仪等。

2. 试剂

（1）0.109mol/L枸橼酸钠溶液。

（2）APTT试剂（含白陶土、硅土或鞣花酸及脑磷脂）。

（3）0.025mol/L氯化钙溶液。

（4）健康人冻干混合血浆（正常对照血浆）。

【实验操作】

（一）试管法

1. 标本采集和处理　采集静脉血1.8ml，加入含有0.109mol/L枸橼酸钠溶液0.2ml的试管中（也可用蓝色帽的血凝实验专用枸橼酸钠抗凝剂负压采血管，注血至2ml刻度线），充分混匀，1500g（离心半径15cm，3000r/min）离心10min，分离乏血小板血浆。

2. 预温试剂、血浆　将APTT试剂、正常对照血浆、待检血浆和0.025mol/L氯化钙溶液分别置于37℃水浴中预温5min。

3. 混合活化　取试管1支，加入预温的待检血浆和APTT试剂各0.1ml，混匀，37℃水浴中预温3min并轻轻振荡试管。

4. 计时测定　加入经预温至37℃的0.025mol/L氯化钙溶液0.1ml，立即启动秒表，置水浴中不断轻轻振荡，约30s取出试管轻轻倾斜并旋转试管，记录液体停止流动所需时间，重复两次取平均值。

5. 同时按步骤3、4测定正常对照血浆。

（二）血凝仪法

1. 标本采集和处理　同试管法。

2. 试剂准备　按照仪器试剂位置要求，把APTT试剂和0.025mol/L氯化钙溶液准备好，放入相应的位置。

3. 标本准备　将正常对照血浆和待检血浆放在相应的样本架上。

4. 反应杯准备　装载足量的反应杯。

5. 计时检测　按仪器操作程序分别测定正常对照血浆和待检血浆的 APTT 值。

【参考区间】

1. 手工法　男 37 ± 3.3s（31.5~43.5s）

　　　　　　女 37.5 ± 2.8s（32~43s）

待检者的测定值较正常对照值延长超过 10s 以上有临床意义。

2. 仪器法　不同品牌仪器及试剂间结果差异较大,需建立本实验室参考区间。

【注意事项】

1. 标本应及时检测,不能超过 2h。血浆加白陶土部分凝血活酶后被激活时间不得少于 3min。

2. 分离血浆应在 1500g 下离心 10min,务必去除血小板。要求分离得到的乏血小板血浆中血小板 $<20 \times 10^9/L$。

3. 白陶土因规格不一,其激活能力不同,因此参考区间有差异。但若正常对照值明显延长,提示白陶土部分凝血活酶悬液质量不佳。一般选用对凝血因子Ⅷ、Ⅸ、Ⅺ的血浆浓度为 200~250U/L 时灵敏的试剂。

4. 应用避孕药、雌激素、肝素、香豆素类药物、天冬氨酰酶和纳洛酮等药物均可影响 APTT 测定的结果,检测前应停药一周。

实验二   凝血酶原时间测定

【实验目的】掌握血浆凝血酶原时间（PT）测定（一期法）的原理、方法和注意事项。

【实验原理】在待检血浆中加入过量的组织凝血活酶（兔脑、人脑、基因重组等）浸出液和 Ca^{2+}，使凝血酶原转变为凝血酶，后者使纤维蛋白原转变为纤维蛋白。观察血浆凝固所需要的时间即为凝血酶原时间。

【实验材料】

1. 器材   塑料采血装置、塑料试管、秒表、微量加样器、低速离心机、水浴箱和血凝仪等。

2. 试剂

（1）0.109mol/L 枸橼酸钠溶液。

（2）组织凝血活酶浸出液，常用人或兔脑粉浸出液。

（3）0.025mol/L 氯化钙溶液。

（4）健康人冻干混合血浆（正常对照血浆）。

【实验操作】

（一）试管法

1. 标本采集和处理   采集静脉血 1.8ml，加入含有 0.109mol/L 枸橼酸钠溶液 0.2ml 的试管中（也可用蓝色帽的血凝实验专用枸橼酸钠抗凝剂负压采血管，注血至 2ml 刻度线），充分混匀，相对离心力 1500g（离心半径 15cm，3000r/min）条件下离心 10min，分离乏血小板血浆。

2. 预温试剂、血浆   将组织凝血活酶浸出液、正常对照血浆、待检血浆和 0.025mol/L 氯化钙溶液分别置于 37℃水浴中预温 5min。

3. 混合活化   取试管 1 支，加入预温的待检血浆和组织凝血活酶浸出液各 0.1ml，混匀，37℃水浴中预温 3min 并轻轻振荡试管。

4. 计时测定   加入经预温至 37℃的 0.025mol/L 氯化钙溶液 0.1ml，立即启动秒表，置水浴中不断轻轻倾斜试管，记录至液体停止流动所需要的时间。重复以上操作 2~3 次，取平均值即为凝血酶原时间。

5. 同时按此步骤"3."测定正常对照血浆。

（二）血凝仪法

1. 标本采集和处理   同试管法。

2. 准备试剂   按照仪器试剂位置要求，把组织凝血活酶试剂和 0.025mol/L 氯化钙溶液准备好，放入在相应的位置。

3. 准备标本   将正常对照血浆和待检血浆放在相应的样本架上。

4. 准备反应杯   装载足量的反应杯。

5. 检测标本   按仪器操作程序分别测定正常对照血浆和待检血浆的 PT 值。

【参考区间】

1. PT 值

（1）手工法：男性 11~13.7s，女性 11~14.3s，男、女平均为 12±1s。待检者的测定值较正常对照值延长超过 3s 以上有临床意义。

（2）仪器法：不同厂家仪器及试剂间结果差异较大，需要各实验室自行制定。

2. 凝血酶原时间比值（PTR）0.82~1.15（1.00 ± 0.05）。

3. INR 依 ISI 不同而异，一般在 1.0~2.0 之间。

【注意事项】

1. 检测标本的质量

（1）采血后应在 1h 内完成，置 4℃ 冰箱保存也不应超过 4h，−20℃ 下可以保存 2 周，−70℃ 可以放置 6 个月。

（2）水浴稳定控制在 37 ± 1℃，过高过低均会影响结果。

（3）采血要顺利，抗凝要充分，不能用有凝块的标本测定。

（4）PT 测定应选用国际血栓和止血委员会（ICTH）及国际血液学标准委员会（ICSH）公布的参考方法。

（5）在血细胞比容（HCT）<20% 或 >55% 时，抗凝剂与血液的比例需按公式（抗凝剂（ml）=（100−HCT）× 血液（ml）× 0.001 85）调整。

2. 试剂的质量

（1）市场上供应的组织凝血活酶制剂应注明 ISI 值，选用 ISI<2.0 的组织凝血活酶为宜。

（2）PT 是外源凝血系统常用的筛检试验。由于不同来源、不同制备方法的组织凝血活酶对结果影响较大，造成结果的可比性很差，特别影响判断治疗的效果。WHO 提出以人脑凝血活酶 67/40 批号作为标准品，并且以国际敏感指数（ISI）表示各种制剂与 67/40 之间的关系。67/40 作为原始参考品，定 ISI 为 1.0。

（3）敏感度不同的试剂，检测的正常参考区间不同。有必要使用正常血浆对照，以便对异常结果作出判读。

（闫海润）

实验三　纤维蛋白原测定

【实验目的】掌握凝血酶法（Clauss 法）测定纤维蛋白原（fibrinogen，Fg）含量的原理及操作方法。

【实验原理】血浆中的纤维蛋白原在加入凝血酶后逐渐凝固形成不溶性纤维蛋白，凝固时间与血浆中纤维蛋白原的浓度呈负相关。以国际标准品为参比血浆制作"凝固时间（s）-纤维蛋白原浓度（g/L）"标准曲线。测定被检血浆的凝固时间，被检血浆的纤维蛋白原含量即可从标准曲线上查得。

【实验材料】

1. 器材

（1）移液管、洗耳球、可调加样器、吸头。

（2）试管、试管架。

（3）离心机。

（4）秒表。

（5）水浴箱。

2. 试剂

（1）纤维蛋白原参比血浆（冻干品）。

（2）凝血酶（冻干品）。

（3）巴比妥缓冲液（barbital-buffered saline，BBS）取巴比妥钠 5.875g，氯化钠 7.335g，溶于 750ml 蒸馏水中，加入 0.lmol/L 盐酸 215ml，调节 pH 至 7.35，加蒸馏水至 1000ml。

3. 标本　0.109mol/L 枸橼酸钠抗凝的静脉血（血液与抗凝剂之比为 9∶1）。

【实验操作】

1. 分离乏血小板血浆（血小板计数 $<10 \times 10^9/L$）　在室温条件下以相对离心力 1500g（离心半径 15cm，3000r/min）离心 15min，分离血浆。

2. 制备标准曲线

（1）复溶：按试剂说明书要求准确加入蒸馏水复溶纤维蛋白原和凝血酶。

（2）稀释参比血浆：用 BBS 将复溶的参比血浆分别按 1∶5、1∶10、1∶15、1∶20、1∶40 稀释，计算各稀释倍数的纤维蛋白原浓度（g/L）。

（3）温育参比血浆：取不同浓度的参比血浆 0.2ml 于试管中，分别置 37℃水浴中温育 2min。

（4）加凝血酶溶液计时：取已复溶的凝血酶溶液 0.1ml 加入上（3）中的参比血浆管中，立即开启秒表，观察并记录凝固时间（s）。

（5）复检：①每一浓度的参比血浆管以（3）（4）同样方法重复检测 1 次，取其平均值作为凝固时间；②若 2 次结果相差大于 0.5s，则需要重复 1 次，取 2 次相近结果的均值。

（6）绘制标准曲线：以各稀释倍数的纤维蛋白浓度（g/L）为横坐标，对应的凝固时间（s）为纵坐标，在双对数坐标纸上绘出标准曲线。

3. 检测待测血浆（图 4-3-1）

（1）稀释待测血浆：将待测血浆用 BBS 稀释 10 倍。

（2）温育待测血浆：取已稀释的待测血浆 0.2ml 于试管中，置 37℃ 水浴中温育 2min。

（3）记录凝固时间：取已复溶的凝血酶溶液 0.1ml 加入待测血浆中，立即开启秒表，观察并记录凝固时间（s）。

（4）复检：①以同样方法重复检测 1 次，取其平均值作为凝固时间；②若 2 次结果相差大于 0.5s，则需要再重复 1 次，取 2 次相似结果的均值；③如遇有凝固时间长的标本，2 次测量结果相差很大，可用 1:5 的稀释血浆进行检测，将检测结果除以 2 报告。

（5）读取 Fg 浓度：根据步骤（4）计得的凝固时间查标准曲线，可得受检血浆的纤维蛋白原浓度。

4. 报告结果 ×.××g/L。

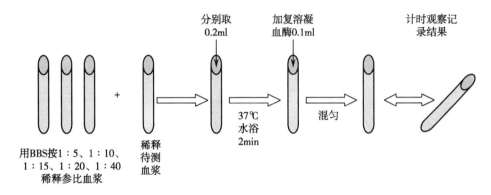

图 4-3-1 纤维蛋白原含量测定操作示意图

【参考区间】成人：2.00~4.00g/L；新生儿：1.25~3.00g/L。

【注意事项】

1. 凝血酶法对参考品的要求高，必须保证参比血浆的质量。凝血酶复溶后，置于 4~6℃ 环境中可保存 2 天。更换新批号的凝血酶后应重新制备标准曲线。

2. 纤维蛋白原浓度高于 5.0g/L 或低于 0.8g/L 的血浆必须按适当比例进行稀释，并重新测定；血浆稀释至纤维蛋白原浓度为 0.1~0.5g/L 浓度范围内，纤维蛋白原的浓度与血浆凝固时间有很好的相关性。

3. 纤维蛋白原浓度降低除见于血浆纤维蛋白原浓度真正降低外，也可见于血浆纤维蛋白原浓度假性降低，如：血浆中存在肝素、纤维蛋白原降解产物或罕见的异常纤维蛋白原血症。

4. 在分离血浆时，离心机应使用水平式转头以减少血浆和血小板的重新混合。并每 6 个月或在离心机维修后，应验证离心力和离心时间，以确保离心后血浆血小板的数量在可接受范围内。

【实验讨论】

1. 如何制备纤维蛋白原测定的标准曲线？质量控制如何保证？

2. 如果待检标本的纤维蛋白原浓度过高或过低应如何处理？进一步进行原因分析。

实验四   凝血酶时间测定

【实验目的】掌握凝血酶时间（thrombin time，TT）测定试管法的原理和操作方法。

【实验原理】在血浆中加入标准的凝血酶溶液，在凝血酶的作用下，血浆凝固所需要的时间即凝血酶时间。

【实验材料】

1. 器材

（1）移液管、洗耳球、可调加样器、吸头。

（2）试管、试管架。

（3）离心机。

（4）秒表。

（5）水浴箱。

2. 试剂

（1）凝血酶溶液：有商品试剂盒供应，将标准凝血酶用生理盐水稀释 5~10 倍，使正常对照血浆的凝血酶时间在 16~18s 之间为标准。

3. 正常参比血浆。

4. 标本   0.109mol/L 枸橼酸钠抗凝的静脉血（血液与抗凝剂之比为 9∶1）。

【实验操作】

1. 分离乏血小板血浆（血小板计数 <10×10⁹/L）   室温条件下以相对离心力 1500g（离心半径 15cm，3000r/min）离心 15min，分离血浆。

2. 预温血浆   取 0.1ml 正常参比血浆加入试管中，置于 37℃水浴中预温 5min（图 4-4-1）。

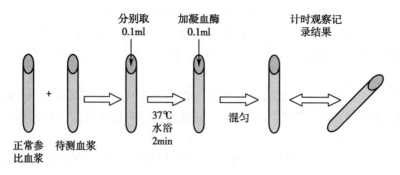

分别取   加凝血酶   计时观察记
0.1ml   0.1ml   录结果

+   →   37℃   →   混匀   →
水浴
2min

正常参   待测血浆
比血浆

图 4-4-1   凝血酶时间测定操作示意图

3. 测定参比血浆   在步骤 2 预温好的试管中加入凝血酶 0.1ml，同时启动秒表计时，记录血浆凝固时间，以透明、流动的混合液出现流速减慢趋向浑浊的最初凝固为终点。重复测定 2~3 次，取其均值，即正常对照血浆的 TT。

4. 测定待测血浆重复步骤 2 和 3，以同样的方法检测待测血浆 TT。

5. 报告结果　××s。

【参考区间】16~18s（超过正常对照值 3s 为异常）。应建立本实验室所用测定方法相应的参考区间。

【注意事项】

1. 血浆应在采血后 1h 内完成，置 2~8℃冰箱内保存不得超过 4h。

2. 血液标本采集要顺畅、快速，不能混入组织液，不能用肝素或 EDTA 类抗凝血。

3. 凝血酶溶液用前一定要充分混匀，稀释配好的凝血酶溶液不能久置室温中，在 4℃环境中可保存 3 天。

4. 结果判断以顺利流动的透明混合液到出现流动减慢趋向浑浊的最初凝固为终点。

【实验讨论】简述 TT 测定影响因素有哪些？如何保证 TT 的检测结果的质量？

实验五 纤维蛋白(原)降解产物测定

【实验目的】掌握纤维蛋白(原)降解产物的胶乳凝集检测方法和原理。

【实验原理】胶乳凝集法以抗纤维蛋白(原)降解产物(FDP)特异性抗体标记胶乳颗粒,与受检标本混合,当标本中FDP含量超过一定浓度时,便与胶乳颗粒上的抗体结合,胶乳颗粒发生凝集,呈现阳性反应。

【实验材料】

1. 器材 胶乳反应板、搅拌棒、微量加样枪、冰箱、离心机等。

2. 试剂

(1)胶乳试剂。

(2)甘氨酸缓冲液。

(3)FDP阳性对照。

(4)FDP阴性对照。

3. 标本 0.109mol/L枸橼酸钠抗凝的静脉血(血液与抗凝剂之比为9:1)或血清。

【实验操作】

1. 分离血浆或血清 室温条件下以相对离心力1500g(离心半径15cm,3000r/min)离心15min,分离血浆或血清。

2. 混合试剂 吸取20μl胶乳试剂,置于测试板的圆圈内,再加入20μl待测血浆或血清,用搅拌棒搅拌均匀,轻轻摇动3~5min。

3. 观察结果 在较强的光线下观察结果,出现明显均一凝集颗粒者为阳性(FDP含量≥5μg/ml),无凝集颗粒者为阴性(FDP含量<5μg/ml)。

4. 稀释阳性标本 阳性结果的标本需进一步稀释,将待检样本用缓冲液作1:2、1:4、1:8、1:16等系列倍比稀释,分别按步骤3方法进行检测,以凝集反应最高稀释度为反应终点。

5. 结果计算 本法的最大敏感度为5μg/ml,因此待检标本中FDP含量(μg/ml)=5×最高稀释倍数。如被检标本阳性最高稀释倍数为1:8,则待测标本中的FDP含量为5×8=40μg/ml。

6. 报告结果 ×××μg/ml。

【参考区间】<5μg/ml。

【注意事项】

1. 检测前试剂应从2~8℃冰箱取出与室温平衡后,轻轻摇匀后使用。

2. 测试板要保持清洁干燥。

3. 测试温度要高于20℃,低温环境应延长1~2min观察结果。

【实验讨论】

1. 影响FDP检测结果有哪些因素?如何提高检测结果的准确性?

2. FDP的检测方法有多种,应如何选择?依据是什么?

实验六 D-二聚体测定

一、胶乳凝集法

【实验目的】掌握 D-二聚体的胶乳凝集法检测的原理、影响因素和操作方法。

【实验原理】标记抗 D-二聚体单克隆抗体的胶乳颗粒中加入待测血浆,如血浆中的 D-二聚体浓度大于 0.5mg/L 时与胶乳颗粒上的抗体结合,胶乳颗粒就发生凝集,呈阳性反应。根据被测血浆的稀释度可计算出血浆 D-二聚体的含量。

【实验材料】

1. 器材 胶乳反应板、搅拌棒、微量加样枪、冰箱、离心机等。

2. 试剂

(1)胶乳试剂。

(2)样本稀释缓冲液。

(3)阳性对照。

(4)阴性对照。

3. 标本 0.109mol/L 枸橼酸钠抗凝的静脉血(血液与抗凝剂之比为 9:1)。

【实验操作】

1. 分离血浆 室温条件下以相对离心力 1500g(离心半径 15cm,3000r/min)离心 15min,分离血浆。

2. 混合试剂 取 20μl 胶乳试剂,置于测试板的圆圈内,再加入 20μl 待测血浆,用搅拌棒搅拌均匀,轻轻摇动 3~5min。

3. 观察结果 在较强的光线下观察结果,出现明显均一凝集颗粒者为阳性(D-二聚体含量≥0.5mg/L),无凝集颗粒者为阴性(D-二聚体含量<0.5mg/L)。

4. 稀释阳性标本 阳性结果的标本需进一步稀释,将待检样本用缓冲液作 1:2、1:4、1:8、1:16、1:32 等系列倍比稀释,分别按 3 方法进行检测,以凝集反应最高稀释度为反应终点。

5. 结果计算 本法的最大敏感度为 0.5mg/L,因此待检标本中 D-二聚体含量(mg/L)= 0.5 × 最高稀释倍数。如果被检标本阳性最高稀释倍数为 1:32,则待测标本中的 D-二聚体含量为 0.5 × 32=16mg/L。

6. 报告结果 × × × mg/L。

【参考区间】血浆 D-二聚体含量<0.5mg/L。

【注意事项】

1. 检测前试剂应从 2~8℃冰箱取出与室温平衡后,轻轻摇匀后使用。

2. 测试板要保持清洁干燥。

3. 测试温度要高于 20℃,低温环境应延长 1~2min 观察结果。

二、ELISA 法

【实验目的】掌握 D- 二聚体的 ELISA 法检测的原理、影响因素和操作方法。

【实验原理】酶标板上包被抗 D- 二聚体单克隆抗体与加入待测血浆中的 D- 二聚体结合，再加入酶标抗体后形成复合物，酶标抗体与底物作用呈现显色反应，在波长 492nm 处测得吸光度值与待测血浆中 D- 二聚体的含量呈正比。

【实验材料】

1. 器材　酶标板、酶标仪、微量加样枪、冰箱、离心机等。

2. 试剂

（1）酶标抗体。

（2）标准品。

（3）底物。

（4）10× 稀释液。

（5）20× 洗涤液。

（6）H_2O_2。

3. 标本　109mmol/L 枸橼酸钠抗凝的静脉血（血液与抗凝剂之比为 9：1）。

【实验操作】

1. 分离血浆　室温条件下以相对离心力 1500g（离心半径 15cm，3000r/min）离心 15min，分离血浆。2~8℃可保存 48h，-20℃可保存一个月。

2. 试剂准备

（1）浓缩稀释液使用前置 37℃温育 15min 后用蒸馏水稀释 10 倍。

（2）浓缩洗涤液使用前置 37℃温育 15min 后用蒸馏水稀释 20 倍。

（3）酶标抗体用等量稀释液溶解。

（4）每支标准品用 300µl 稀释液复溶（1mg/ml），取出 150µl 用稀释液做倍比稀释，浓度分别为 1mg/ml、0.5mg/ml、0.25mg/ml、0.125mg/ml、0.0625mg/ml、0.031 25mg/ml 6 个标准浓度。

（5）待测血浆用稀释液稀释 11 倍。

3. 混合试剂　每孔加入不同浓度的标准品和稀释待测血浆各 0.1ml，空白对照孔加入稀释液 0.1ml，37℃温育 60min 后，弃反应孔内液体，用洗涤液反复洗涤 3 次，拍干。

4. 孵育抗体　每孔加酶标抗体 0.1ml，37℃温育 60min 后，再次弃反应孔内液体，反复洗涤 3 次，拍干。

5. 显色测定　用前每瓶底物用 5ml 蒸馏水溶解，然后加入 35µl H_2O_2 混匀，每孔加底物溶液 0.1ml，于 37℃温育 15~20min 后，每孔加终止液 50µl，在酶标仪 492nm 波长处，以空白孔调零，测定各孔吸光度。

6. 计算结果　以吸光度对 D- 二聚体标准品浓度在半对数坐标纸上作标准曲线，待测标本 D- 二聚体含量可从标准曲线上查出，再乘以 11 即可。

7. 报告结果　×××mg/L。

【参考区间】血浆 D- 二聚体含量 <0.5mg/L。

【注意事项】

1. 浓缩稀释液、浓缩洗涤液要充分溶解。

2. 实验温度控制在 25℃以下。

【实验讨论】

1. D– 二聚体有不同的检测方法应如何选择？

2. 不同的 D– 二聚体检测方法有哪些优缺点？

实验七　血凝分析仪的比对

【实验目的】熟悉血凝分析仪检测结果的比对试验方法及其注意事项,发现比对仪器的检测结果相对于参考方法或参考仪器的偏差是否处于允许误差范围内。

【实验原理】待比对的血凝分析仪与参考方法或参考仪器同时检测多份标本,以参考方法或参比仪器检测的结果为靶值,计算比对仪器分析参数的相对偏差,相对偏差不超过CLIA′88 规定的总允许误差的 1/2 时,才能保证比对仪器测定结果的准确性与可比性。

【实验材料】

1. 器材　3 台血凝分析仪(其中 1 台为参考仪器、2 台为比对仪器)、静脉采血器具等。
2. 试剂　3 台血凝分析仪配套稀释液、溶血剂、清洗液等。
3. 标本　5 份不同浓度水平的枸橼酸钠抗凝静脉血(各 2.0ml)。

【操作步骤】

以 1 台为参考仪器,2 台为比对仪器为例。

1. 确定标本靶值　参考仪器测定 5 份不同浓度水平的标本,重复测定 3 次,取均值为其靶值。

2. 比对仪器检测标本　A、B 两台比对仪器分别测定上述 5 份不同浓度水平的标本,重复测定 3 次,取均值为其测定值。

3. 计算相对偏差　相对偏差(%)= [(测定值 − 靶值)÷ 靶值] ×100%。

例如某实验室 A、B 两台不同型号血凝分析仪为比对仪器,其 PT 检测结果比对试验的测定值及相对偏差,见表 4-7-1。

表 4-7-1　某实验室 A、B 两台血凝分析仪 PT 检测结果的比对

标本	靶值 (s)	A 台测定值 (s)	B 台测定值 (s)	A 台相对偏差 (%)	B 台相对偏差 (%)	允许范围 (%)
1	11.0	11.6	11.5	5.45	4.55	± 7.5
2	13.0	13.2	12.9	1.54	−0.77	± 7.5
3	18.0	17.4	18.2	−3.33	1.11	± 7.5
4	20.5	21.0	19.5	2.44	−4.88	± 7.5
5	25.1	24.2	25.6	−3.59	1.99	± 7.5

4. 报告结果　某实验室 A、B 两台血凝分析仪(比对仪器)与参考仪器的 PT 检测结果具有可比性。

【注意事项】

1. 应该至少选择 5 份不同浓度水平的枸橼酸钠抗凝新鲜血浆进行比对,比对频度为每半年至少 1 次。

2. 比对仪器分析结果相对偏差判断标准为不超过 CLIA′88 规定的总允许误差的 1/2,

也可不超过总允许误差的 1/3 或 1/4 为判断标准；CLIA′ 88 规定的凝血检验项目 PT、APTT、FIB 总允许误差分别为 ±15%、±15%、±20%。超过允许误差表明比对仪器检测结果与参考方法或参考仪器之间存在明显偏差，应利用定值新鲜血作为校准品对比对仪器进行重新校准。

3. 比对试验关键是确定靶值，对于临床实验室，使用参考方法确定标本靶值难度较大，一般可由直接或间接地溯源至国际标准的参考实验室确定，也可由 1 台性能指标良好、室内质控与室间质评优良的仪器为参考仪器进行重复测定 3 次，取均值确定为靶值。

4. 对于不同检测方法、不同检测系统、不同生物参考区间的凝血分析仪不宜进行比对。

【实验讨论】

1. 结合实验室使用的不同型号血凝分析仪，设计实验仪器间的比对方案。

2. 同一临床实验室使用不同厂家或同一厂家不同型号的血凝分析仪，如何解决偏差？

3. 凝血分析仪比对试验可以解决哪些问题？

（张式鸿）

第五章　血型与输血检验

实验一　ABO 血型鉴定

一、盐水介质法

【实验目的】掌握用盐水介质法进行 ABO 血型正定型和反定型的实验原理、操作方法和结果判断。

【实验原理】ABO 血型鉴定,是根据 IgM 类特异性血型抗体在盐水介质中与相应特异性抗原结合能出现凝集反应的原理,在室温条件下,用已知的 IgM 类特异性标准抗血清(抗体)试剂与待检者红细胞反应,根据红细胞是否出现凝集来测定被检红细胞膜表面上有无相对应的抗原(正定型),同时用已知标准的红细胞(抗原)鉴定待检者血浆中有无相应的 IgM 类特异性抗体(反定型),从而判断和鉴定待检者血型。

【实验材料】

1. 器材　载玻片、小试管(10mm×60mm)、记号笔或蜡笔、试管架、尖滴管、玻璃棒、离心机、显微镜等。

2. 试剂　标准 IgM 类抗 A 和抗 B 血清试剂(商品试剂);5.0% A、B、O 标准红细胞生理盐水悬液;0.9% 生理盐水。

3. 标本　抗凝静脉血 2.0ml 或末梢血。

【实验操作】

1. 试管法

(1)分离血浆:取抗凝静脉血 2.0ml,以 1000g 离心 3~5min,取上层血浆于小试管中。

(2)制备 5.0% 红细胞悬液:取离心分离血浆后下层红细胞 1 滴于小试管中,加入生理盐水 19 滴,用尖滴管将红细胞与生理盐水充分混匀,即制备成为 5.0% 红细胞生理盐水悬液。或取手指末梢血 1 滴加生理盐水 9 滴,充分混匀(只用于正定型)。

(3)标记加样

正定型:①取 2 支小试管,分别标记为抗 A、抗 B;②每管分别加入 1 滴和标记相对应标准抗 A、抗 B 血清试剂;③每管中再分别加 1 滴待检者 5.0% 红细胞生理盐水悬液,轻轻混匀。

反定型:①取 3 支小试管,分别标记为 Ac、Bc 及 Oc;②每管分别加入 1 滴待检者血浆;③每管再分别加入 1 滴和标记相对应 5.0% A、B、O 标准红细胞生理盐水悬液,轻轻混匀。

(4)离心:以 1000g 离心 15s。

(5)观察结果:先观察上清液有无溶血,再轻轻弹动试管,使沉于管底红细胞浮起,肉眼观察有无凝集现象。如肉眼观察无凝集,应将反应物放在玻片上,用低倍视野观察有无凝集。凝集强度判断标准见表5-1-1。

（6）判断结果：根据表5-1-2判断结果。

（7）报告方式：正定型X血型,反定型X血型（试管法）。

表 5-1-1 红细胞凝集强度判断标准

凝集强度	判断标准
4+	红细胞凝集成一大块,仅有少数游离红细胞
3+	红细胞凝集成数个大块,有少数游离红细胞
2+	红细胞凝集成数个小块,周围可见游离红细胞
1+	肉眼可见大颗粒红细胞凝集,周围有较多的游离红细胞
±	镜下可见数个红细胞凝集,周围有很多的游离红细胞
混合凝集外观（mixed field, MF）	镜下可见少数红细胞凝集,而绝大多数红细胞呈分散分布
-	镜下未见红细胞凝集,红细胞均匀分布

表 5-1-2 ABO血型正反定型结果判定表

标准血清 + 待检者红细胞（正定型）		待检者血型	待检者血浆 + 标准红细胞（反定型）		
抗 A	抗 B		Ac	Bc	Oc
+	-	A	-	+	-
-	+	B	+	-	-
-	-	O	+	+	-
+	+	AB	-	-	-

"+"为阳性反应,凝集或溶血;"-"为阴性反应,不凝集

2. 玻片法

（1）分离血浆：同试管法。

（2）制备5.0%红细胞悬液：同试管法。

（3）标记加样：正定型：①取洁净的载玻片1块,用记号笔或蜡笔画出2个小格标记为抗A、抗B;②在相对应的小格中分别加入1滴标准抗A、抗B血清试剂;③再分别加入1滴待检者5.0%红细胞生理盐水悬液;④用玻璃棒轻轻搅拌抗血清与待检者红细胞,再不断轻轻摇动玻片充分混匀,持续1~5min。

（4）观察结果：肉眼观察有无凝集现象,再用低倍视野观察,判定阴性、阳性和阳性强度。凝集强度判断标准见表5-1-1。

（5）判断结果：根据表5-1-2判断结果。

（6）报告方式：正定型X血型（玻片法）。

【注意事项】

1. 各种器材必须清洁干燥,防止标本溶血。试管、滴管的口径大小应基本一致。

2. 抗体血清试剂从 2~8℃冰箱取出后应平衡至室温后再使用,用完后应立即放回冰箱;要防止污染,并在有效期内使用,如试剂出现混浊则不能继续使用;抗 A,抗 B 血清效价均应 ≥1:128,亲和力强,反应开始 15s 内即出现凝集,3min 时凝块 >1mm²。

3. 红细胞试剂从 2~8℃冰箱取出后,使用前应充分混合均匀。亦可用 3 个健康者同型新鲜红细胞混合,用生理盐水洗涤 2~3 次,以除去存在于血浆中的抗体、补体及可溶性抗原,红细胞试剂的浓度一般约为 5.0%,浓度不能过高或过低。

4. 标本要新鲜,防止污染,不能稀释和(或)溶血;血浆和血清均可以用于血型鉴定,但前者要注意纤维蛋白原的干扰,后者要排除补体的干扰,目前临床基本上均用血浆;由于初生婴儿体内可存在母亲输送的血型抗体,且自身血型抗体效价又低,因而出生 6 个月内的婴儿不宜做反定型。

5. 加样时一般应先加血浆,后加红细胞,以便核实是否漏加血浆。

6. IgM 类抗 A 和抗 B 血清与相应红细胞反应的最适温度为 4℃,但为了防止冷凝集的干扰,一般在室温(20~25℃)下进行试验,37℃可使反应减弱。

7. 反定型中增加 O 型红细胞,有利于了解血浆中是否存在 ABO 血型以外的 IgM 抗体,如孟买型等。有的实验正定型中增加抗 AB 血清检测红细胞,有利于检出较弱的 A、B 抗原,了解红细胞是否被致敏或是否为亚型。

8. 因待检者血浆中抗体效价及亲和力不一定符合要求,玻片法敏感性比试管法低,因此,反定型一般不用玻片法检测。

9. 离心能促进抗原和抗体的接触和结合,提高反应敏感性和缩短反应时间,但离心时间和速度应严格遵从操作规程,以防假阳性或假阴性结果。

10. 离心后至观察结果前不要摇动或震动试管,观察时要以白色为背景,先观察上层液体有无溶血(溶血与凝集意义相同),再边观察边轻敲或轻弹试管,仔细观察有无凝块。观察时如为弱凝集或可疑,应用显微镜判断凝集强弱程度,这样有助于发现 A、B 亚型,类 B 抗原等。

【实验讨论】

1. ABO 血型鉴定中对抗体血清试剂有何质量要求?

2. 正反定型不一致的原因有哪些?如何处理?

二、微柱凝胶法

【实验目的】 掌握用微柱凝胶手工卡式法进行 ABO 血型正定型和反定型的实验原理、操作方法和结果判断。

【实验原理】 利用凝胶颗粒之间的间隙形成的分子筛作用,在微柱凝胶介质中红细胞与相应抗体结合,经低速离心,凝集成块的红细胞因体积大被凝胶阻滞不能通过凝胶层,留于凝胶介质的上层或中间,即阳性反应。未凝集的游离红细胞因体积小而通过凝胶之间的间隙沉积于微柱凝胶反应管底部,形成细胞沉淀,即阴性反应。

【实验材料】

1. 器材　小试管(10mm×60mm)、尖滴管、记号笔或蜡笔、微量移液枪(20~100μl)、刻度吸管(5.0ml)、洗耳球、试管架和微柱凝胶卡架、微柱凝胶专用水平离心机、普通水平离心机等。

2. 试剂　含有特异性抗 A、抗 B 的微柱凝胶检测卡（商品试剂）；不含特异性抗体和抗人球蛋白的中性微柱凝胶检测卡（商品试剂）；1.0%A、B、O 标准红细胞生理盐水悬液；生理盐水。

3. 标本　同盐水介质法。

【实验操作】

1. 分离血浆　取抗凝静脉血 2.0ml，运用普通水平离心机，以 1000g 离心 3~5min，取上层血浆于小试管中。

2. 制备1.0% 红细胞悬液　取离心分离血浆后下层的红细胞 50μl 于小试管中，加入生理盐水 5.0ml，用尖滴管将红细胞与生理盐水充分混匀，即制备成约为 1.0% 红细胞生理盐水悬液。

3. 加样

（1）正定型：①在含有特异性抗 A、抗 B 的微柱凝胶检测卡的 A 管、B 管中加入待检者 1.0% 红细胞生理盐水悬液 50μl；②即刻使用微柱凝胶专用水平离心机，以 1000g 离心 10min；③取出检测卡判读结果。

（2）反定型：①在不含特异性抗体和抗人球蛋白的中性微柱凝胶检测卡的 Ac 管、Bc 管和 Oc 管中加入相应的 1.0%A、B、O 标准红细胞生理盐水悬液 50μl，再各加待检者血浆 25μl；②即刻使用微柱凝胶专用水平离心机，以 1000g 离心 10min；③取出检测卡判读结果。

4. 观察结果　阳性反应：红细胞抗原与抗体结合使红细胞发生凝集，离心后在凝胶表面形成一条红线，或凝集物分散在凝胶中。阴性反应：红细胞抗原无相应抗体结合，在离心后红细胞沉于微柱的底部，形成密集的沉淀物，见图 5-1-1。

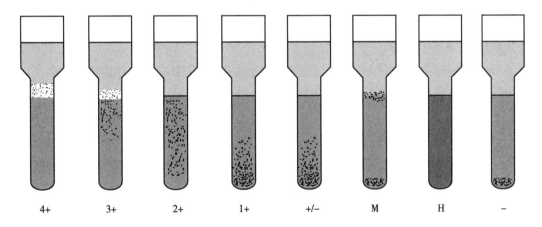

4+　　3+　　2+　　1+　　+/-　　M　　H　　-

图 5-1-1　微柱凝胶检测结果

5. 判断结果

（1）A 管阳性，B 管阴性，正定型为 A 型。

（2）A 管阴性，B 管阳性，正定型为 B 型。

（3）A 管阳性，B 管阳性，正定型为 AB 型。

（4）A 管阴性，B 管阴性，正定型为 O 型。

（5）Ac 管阴性，Bc 管阳性，Oc 管阴性，反定型为 A 型。

（6）Ac 管阳性，Bc 管阴性，Oc 管阴性，反定型为 B 型。

（7）Ac 管阴性，Bc 管阴性，Oc 管阴性，反定型为 AB 型。

（8）Ac 管阴性，Bc 管阳性，Oc 管阴性，反定型为 O 型。

6. 结果报告　正定型 X 血型，反定型 X 血型（微柱凝胶法）。

【注意事项】

1. 三种凝胶检测卡不能混淆，中性凝胶检测卡可用于正、反定型，特异性凝胶检测卡只能用于正定型，抗球蛋白凝胶检测卡可用于交叉配血等。

2. 离心机参数要准确，加样后 30min 内离心。

3. 红细胞标本浓度一般约为 1.0%。血液标本采集后 2~8℃可保存 7 天，应避免细菌污染。

4. 如有凝胶因搬运、震动致凝胶移动的，试验前应将微柱凝胶检测卡置专用离心机上离心数分钟，使移动的凝胶面恢复至水平位置。检测卡要垂直平稳放于 18~25℃条件下，避免重物挤压，避免阳光直射，远离热源，并保持一定的湿度。防止温度过高、湿度过低导致凝胶脱水、干涸。也要防止温度过低，导致凝胶颗粒浓缩变形，柔滑度变低，凝胶颗粒间隙变小，使单个红细胞的通过受阻，影响试验结果。

5. 加样时一定要加至微柱凝胶检测卡反应管内，避免抗体与抗原不能充分结合，也为了防止气泡形成，影响试验结果。中性凝胶检测卡鉴定 ABO 血型时，先向反应管内加入红细胞，后加血浆或抗体试剂。加样时动作要轻，不要破坏凝胶面，血浆或抗体试剂要加在红细胞液面上。

6. 假阳性主要见于：①镰形红细胞变形能力降低，巨幼红细胞直径较大，二者均不易透过凝胶间隙。②严重感染的病人血中白细胞过多，堵塞了凝胶间隙，从而影响了红细胞的沉降。③纤维蛋白未完全除去的血清标本。④被污染的标本也可使红细胞浮于凝胶中或凝胶表面。⑤红细胞陈旧，使破碎的红细胞膜沉于凝胶中或凝胶表面，可造成弱阳性。质控反应管红细胞在凝胶上或凝胶中，应重新试验。

7. 假阴性主要见于抗体过少、抗原抗体比例不合适、离心力过大、漏加抗体等。

8. 溶血反应主要见于：①低渗透压反应液；②温度过冷或过热；③被细菌等污染标本；④理化因素破坏红细胞；⑤红细胞抗原抗体溶血反应：红细胞抗原抗体结合后可激活补体，使红细胞破坏。

【实验讨论】

1. 微柱凝胶检测卡有哪几种？各自的用途是什么？

2. 如何准确判读微柱凝胶检测卡的结果？

实验二　RhD 抗原鉴定

一、盐水介质法

【实验目的】掌握用盐水介质法进行 RhD 抗原鉴定的实验原理、操作方法和结果判断。

【实验原理】单克隆 IgM 抗 D 血清试剂与红细胞上 RhD 抗原结合,在盐水介质中出现肉眼可见的凝集反应。

【实验材料】

1. 器材　载玻片、小试管(10mm×60mm)、记号笔或蜡笔、试管架、尖滴管、玻璃棒、离心机、显微镜、37℃水浴箱等。

2. 试剂　单克隆 IgM 抗 D 血清试剂(商品试剂);5.0%RhD 阳性和阴性红细胞生理盐水悬液;混合型(IgM+IgG)抗 D 血清试剂(商品试剂);抗人球蛋白试剂(商品试剂);生理盐水。

3. 标本　抗凝静脉血 2.0ml 或末梢血。

【实验操作】

1. 制备红细胞悬液　取抗凝静脉血 2.0ml,以 1000g 离心 3~5min,取下层压积红细胞 1 滴于小试管中,加入生理盐水 19 滴,用尖滴管将红细胞与生理盐水充分混匀,即制备成为 5.0% 红细胞生理盐水悬液。

2. 标记试管　取 3 支小试管,分别标记 P(待检标本管)、D+(阳性对照管)、D−(阴性对照管)。

3. 加抗 D 血清　各管加入单克隆 IgM 抗 D 血清试剂 1 滴。

4. 加红细胞悬液　三管依次分别对应加入 1 滴待检者 5.0% 红细胞生理盐水悬液、5.0%RhD 阳性和阴性红细胞生理盐水悬液,混匀。

5. 离心　以 1000g 离心 15s。

6. 观察及判断结果　先观察试管上层是否溶血,然后轻轻摇动试管,肉眼观察细胞有无凝集,如凝集不明显,可用显微镜证实。如阳性对照管凝集,阴性对照管不凝集,说明待检管的结果可信。再观察待检管,若待检管出现凝集为 RhD 阳性;若待检管不出现凝集,需进一步做 RhD 阴性确证试验。

7. RhD 阴性确证试验　①使用混合型(IgM+IgG)抗 D 血清试剂,重复上述试验。②三支试管放入 37℃水浴箱中孵育 30min。③用生理盐水洗涤红细胞至少 3 次,最后一次洗涤后,完全弃去上清液。④各管加入 2 滴抗人球蛋白试剂。⑤以 1000g 离心 15s。⑥观察结果:阳性对照管仍然凝集,阴性对照管仍然不凝集。如待检管不凝集,为 RhD 阴性;如待检管凝集,为 D 变异型。

8. 结果报告　RhD 血型:阳性
　　　　　　　RhD 血型:阴性
　　　　　　　RhD 血型:D 变异型

【注意事项】

1. Rh 血型系统的抗体多由后天免疫刺激(输血或妊娠)产生,不能通过反定型验证 Rh 血型。可以采用玻片法鉴定,红细胞浓度一般为 30%~50%,反应 2min 后观察结果。

2. 鉴定 Rh 血型必须有严格阴性对照、阳性对照。

3. 待检红细胞与单克隆 IgM 抗 D 血清试剂在盐水介质中不凝集,应进行 Rh 阴性确认试验,一般使用混合型(IgM+IgG)抗 D 血清试剂,重复上述试验,运用抗球蛋白法检测,如结果仍为阴性,即可判定为 RhD 阴性,如结果为阳性,即可判定为 Rh 阳性(D 变异型)。

4. 造成假阳性的原因　①待检红细胞已被免疫球蛋白致敏或标本血清中含有引起红细胞凝集的因子;②待检红细胞与抗体孵育时间过长,含高蛋白的定型试剂会引起缗钱状凝集;③标本抗凝不当,待检过程中出现凝血或小的纤维蛋白凝块,误判为阳性;④定型血清中含有事先未被检测出来的其他特异性抗体,造成假阳性定型结果;⑤多凝集细胞造成的假阳性;⑥检测用器材或抗体被污染,造成假阳性。

5. 造成假阴性的原因有　①待检红细胞悬液浓度太高,与抗体比例失调;②漏加、错加定型血清或定型血清的使用方法错误,没有按说明书进行;③离心后重悬细胞沉淀时,振摇力度过大,摇散了微弱的凝集;④定型血清保存不当或已经失效。

6. 其他同 ABO 血型鉴定。

二、微柱凝胶法

【实验目的】掌握用微柱凝胶手工卡式法进行 RhD 抗原鉴定的实验原理、操作方法和结果判断。

【实验原理】同 ABO 血型微柱凝胶法。

【实验材料】

1. 器材　小试管(10mm×60mm)、尖滴管、记号笔或蜡笔、微量移液枪(20~100μl)、刻度吸管(5.0ml)、洗耳球、试管架和微柱凝胶卡架、微柱凝胶专用水平离心机、普通水平离心机等。

2. 试剂　含有特异性抗 D(IgG+C3d)的微柱凝胶检测卡(商品试剂);生理盐水。

3. 标本　同盐水介质法。

【实验操作】

1. 制备红细胞悬液　取受检者抗凝血压积红细胞 50μl 于小试管中,加入生理盐水 5.0ml,制备成约 1.0% 红细胞生理盐水悬液标本。

2. 加样　在含有特异性抗 D(IgG+C3d)的微柱凝胶检测卡的 D 管中加入上述标本 50μl。

3. 离心观察　即刻使用微柱凝胶专用水平离心机,以 1000g 离心 10min,取出观察结果。

4. 报告结果　D 管阳性,为 RhD 阳性;D 管阴性,为 RhD 阴性。

【注意事项】同 ABO 血型微柱凝胶法。

【实验讨论】盐水介质法鉴定 RhD 血型为阴性,为什么要做 RhD 阴性确证试验?

实验三　交叉配血试验

一、盐水介质交叉配血法

【实验目的】掌握盐水介质交叉配血法的实验原理和操作方法。

【实验原理】在室温下的盐水介质中，天然 IgM 类血型抗体与对应红细胞抗原出现凝集反应或溶血现象。通过离心，观察受血者血浆与供血者红细胞（主侧）以及受血者红细胞与供血者血浆（次侧）之间有无凝集和溶血现象，判断受血者与供血者之间有无 ABO 血型不合的情况。

【实验材料】

1. 器材　载玻片、小试管（10mm×60mm）、记号笔或蜡笔、试管架、尖滴管、乳胶吸头、刻度吸管（5.0ml）、洗耳球、离心机、显微镜、37℃水浴箱等。

2. 标本　受血者静脉血 2.0ml，供血者血袋外软管血 2.0ml。

【实验操作】

1. 准备受血者和供血者标本　取受血者和供血者静脉血标本，以 1000g 离心 3~5min，分离上层血浆于 2 支小试管中。各取下层压积红细胞 1 滴于另外 2 支小试管中，分别加入生理盐水 19 滴，用尖滴管将红细胞与生理盐水充分混匀，制备成受血者和供血者 5.0% 红细胞生理盐水悬液。

2. 标记试管　取 2 支小试管，分别标记主侧和次侧，即主侧配血管和次侧配血管。

3. 加血浆和红细胞悬液　在主侧管内加 1 滴受血者血浆和 1 滴供血者 5.0% 红细胞生理盐水悬液，次侧管内加 1 滴供血者血浆和 1 滴受血者 5.0% 红细胞生理盐水悬液，混匀。

4. 离心观察　以 1000g 离心 1min，小心取出试管后，肉眼观察上清有无溶血现象后，轻轻摇动试管，使红细胞成为均匀的混悬液。取载玻片一张，用两根尖滴管分别从主侧管和次侧管内吸取红细胞悬液 1 滴于载玻片两侧，用显微镜观察红细胞有无凝集。

5. 判断结果　主侧管和次侧管内红细胞均不溶血或凝集，表明受血者和供血者血液盐水介质交叉配血相容。如果主侧管和次侧管或单独一侧试管内出现红细胞溶血或凝集，则表明受血者、供血者血液盐水介质交叉配血试验不相容。

6. 报告方式

（1）受血者 ×××（× 型）血浆与供血者 ×××（× 型）红细胞：盐水介质凝集与否及强弱程度。

（2）受血者 ×××（× 型）红细胞与供血者 ×××（× 型）血浆：盐水介质凝集与否及强弱程度。

（3）受血者 ××× 与供血者 ××× 盐水介质配血是否相合。

【注意事项】

1. 试管、滴管的口径大小应基本一致，各种器材必须清洁干燥，防止溶血。

2. 本试验只能检出不相配合的 IgM 完全抗体,不能检出 IgG 不完全抗体。对有输血史(特别是有过输血反应的患者)、妊娠、免疫性疾病史和器官移植史等患者,必须增加低离子聚凝胺介质法或抗球蛋白介质法交叉配血,以防止漏检 IgG 类不完全抗体,确保输血安全。

3. 配血前严格查对受血者姓名、性别、年龄、科别、床号及血型,确保标本准确无误。

4. 受血者标本必须是 3 天内采集的。供血者标本应取自于血袋外部连接的密闭软管段,用盐水洗涤一次,不能重复或延长使用这些悬液。如果受血者需要再次输注红细胞,尤其是受血者最后一次输注红细胞已间隔了 24h,应重新采集标本进行交叉配血试验,避免回忆性反应而产生抗体漏检。红细胞要用生理盐水洗涤干净,防止血型物质中和抗体及其他物质(输注右旋糖酐、聚乙烯吡咯烷酮、肝素)干扰试验。

5. 主次侧管加入红细胞抗原和血浆抗体后,应立即离心,不宜在室温下放置太久,以免影响实验结果。

6. 如出现盐水介质交叉配血不相容(主侧管和次侧管或单独一侧试管内出现红细胞凝集或溶血),首先应重新鉴定供血者和受血者的 ABO 血型,以排除因 ABO 血型鉴定错误导致的交叉配血不相容,再用其他方法进行交叉配血。

7. 患者在 48h 内输入 2000ml 以上血液时需多个供血者,此时供血者之间也应进行交叉配血试验,以防止供血者之间血型不合及不规则抗体的存在,保证输血安全。

8. 观察结果要仔细,若不凝集或弱凝集,需要借助显微镜来观察判断。如怀疑是冷凝集素导致的红细胞凝集,需要在 37℃ 水浴箱放置 2~5min 后再观察结果。盐水介质中 IgM 类抗体的最适温度为 4~22℃,如在 37℃ 则凝集力下降,可造成假阴性。

9. 配血后,应将受血者和供血者的全部标本置冰箱内 2~6℃ 保存至少 7 天,以备复查。

二、低离子聚凝胺介质交叉配血法

【实验目的】掌握低离子聚凝胺介质交叉配血法的实验原理和操作方法。

【实验原理】首先利用低离子强度溶液降低红细胞的 Zeta 电位,增加抗原抗体间的引力,使血型抗体与红细胞膜表面的相应抗原结合。再加入聚凝胺溶液,带有高价阳离子的多聚季铵盐 $[(C_{13}H_{30}Br_2N_2)_x]$ 的聚凝胺,溶解后能产生很多正电荷,可以中和大量红细胞表面的负电荷,减弱红细胞间的静电斥力,缩短红细胞间的距离,使正常红细胞出现可逆性的非特异性凝集。然后加入带负电荷的枸橼酸盐解聚液以消除聚凝胺的正电荷。由聚凝胺引起的非特异性凝集因电荷中和而散开,为阴性反应;由 IgM 或 IgG 类血型抗体与红细胞产生的特异性凝集不会散开,为阳性反应。

【实验材料】

1. 器材　同盐水介质交叉配血法。

2. 试剂　低离子强度溶液、聚凝胺液、解聚液。

3. 标本　同盐水介质交叉配血法。

【实验操作】

1. 受血者和供血者标本准备　同盐水介质交叉配血法。

2. 标记试管　同盐水介质交叉配血法。

3. 加血浆和红细胞悬液　同盐水介质交叉配血法。

4. 加低离子强度溶液　在主侧管和次侧管内分别加低离子强度溶液 0.65ml,混合均匀,室温静置 1min。

5. 加聚凝胺液　每管各加聚凝胺液 2 滴,混合均匀,室温静置 15s。

6. 离心观察　以 1000g 离心 1min,弃去上清液,轻轻摇动试管,观察红细胞有无凝集,如凝集,说明试剂有效,可进行下一步试验,如无凝集,必须重做前面试验。

7. 加解聚液　每管各加解聚液 2 滴,轻轻摇动试管,肉眼观察凝块是否散开。

8. 结果判断　如果主侧管和次侧管内红细胞凝集在 1min 内散开,则试验为阴性,配血结果相合,反之配血结果不合。

9. 报告方式

（1）受血者 ×××（× 型）血浆与供血者 ×××（× 型）红细胞:聚凝胺介质凝集与否及强弱程度。

（2）受血者 ×××（× 型）红细胞与供血者 ×××（× 型）血浆:聚凝胺介质凝集与否及强弱程度。

（3）受血者 ××× 与供血者 ××× 聚凝胺介质配血是否相合。

【注意事项】

1. 该试验对 Kell 血型系统的抗体检测效果差,虽然汉族人群中的 *K* 基因出现的频率几乎为零,但对我国少数民族或外籍人员标本进行本试验检查为阴性时,应继续做抗球蛋白试验。

2. 聚凝胺只能使正常红细胞发生凝集,对缺乏唾液酸的细胞（如 T 及 Tn 细胞）无作用。聚凝胺溶液放置在玻璃瓶中过久可能引起红细胞凝集过弱,因此,该溶液应保存在深色或黑色塑料瓶中。

3. 如标本中含枸橼酸钠、肝素时,可中和聚凝胺,使红细胞之间非特异性凝集反应减弱,此时可多加聚凝胺溶液,或在试验中逐步加入聚凝胺溶液到红细胞出现凝集为止。血液透析的患者建议改用抗球蛋白交叉配血试验,从而保证试验的准确可靠性。

4. 加聚凝胺溶液后,肉眼观察结果时,摇动试管时动作要轻,否则,可使凝集红细胞散开。当加入解聚液后,摇动试管时动作要轻,应在 1min 内立即观察结果,以免反应减弱或消失。凝集结果不明显,可用显微镜观察。

5. 其他同盐水介质法。

【实验讨论】

1. 为什么交叉配血试验必须做主侧和次侧交叉配血?

2. 聚凝胺交叉配血试验中的聚凝胺、解聚液的作用是什么?

3. 聚凝胺介质交叉配血较盐水介质交叉配血有何优点?

三、微柱凝胶抗球蛋白介质交叉配血法

【实验目的】掌握微柱凝胶抗球蛋白介质交叉配血法的实验原理和操作方法。

【实验原理】将供血者、受血者红细胞及血清或血浆分别加入到含有抗人球蛋白试剂的微柱凝胶柱主侧和次侧管中,如果血清或血浆中存在针对红细胞抗原的血型抗体（IgM 或 IgG）时,生成抗原抗体复合物,凝胶中的抗人球蛋白与抗原抗体复合物结合,形成红细胞凝集团块,凝胶柱中的凝胶具有分子筛作用,阻止凝集的红细胞下沉,离心后红细胞留在微柱的表面或中间,为阳性反应。如果血清或血浆中不含有针对红细胞膜表面血型抗原的抗体,

红细胞下沉到微柱管的底部,为阴性反应。

【实验材料】

1. 器材 小试管(10mm×60mm)、尖滴管、记号笔或蜡笔、微量移液枪(20~100μl)、刻度吸管(5.0ml)、洗耳球、试管架和微柱凝胶卡架、微柱凝胶专用水平离心机、微柱凝胶专用37℃孵育器、普通水平离心机等。

2. 试剂 含有抗球蛋白试剂的微柱凝胶检测卡(商品试剂)、生理盐水。

3. 标本 同盐水介质交叉配血法。

【实验操作】

1. 受血者和供血者标本准备 取受血者和供血者静脉血标本,以1000g离心3~5min,分离上层血浆于2支小试管中。各取下层压积红细胞50μl于另外2支小试管中,分别加入生理盐水5.0ml,用尖滴管将红细胞与生理盐水充分混匀,制备成受血者和供血者约1.0%红细胞生理盐水悬液。

2. 标记微柱凝胶卡 取出含有抗球蛋白试剂的微柱凝胶检测卡,除去铝箔,分别标记主侧管和次侧管,即主侧配血管和次侧配血管。

3. 加血浆和红细胞悬液 在主侧管孔内加25μl受血者血浆和50μl供血者1.0%红细胞生理盐水悬液,次侧管内加25μl供血者血浆和50μl受血者1.0%红细胞生理盐水悬液,混匀。

4. 孵育 将加好反应物的微柱凝胶检测卡放入微柱凝胶专用37℃孵育器中孵育15min。

5. 离心 运用微柱凝胶专用水平离心机,以1000g离心10min。

6. 观察结果 取出检测卡,肉眼观察结果,主侧管和次侧管内红细胞完全沉降于凝胶管底部,表明受血者与供血者血液相容,若主侧管和次侧管或单独一侧管内红细胞凝集块位于凝胶表面或凝胶中,和(或)出现溶血,提示受血者与供血者血液不相容,见图5-1-1。

7. 报告方式

(1)受血者×××(×型)血浆与供血者×××(×型)红细胞:微柱凝胶抗球蛋白介质凝集与否及强弱程度。

(2)受血者×××(×型)红细胞供血者×××(×型)血浆:微柱凝胶抗球蛋白介质凝集与否及强弱程度。

(3)受血者×××与供血者×××微柱凝胶抗球蛋白介质配血是否相合。

【注意事项】

1. 除去微柱凝胶检测卡铝箔时要小心,以免使凝胶溢出或抖动。

2. 用于交叉配血的抗球蛋白的微柱凝胶检测卡一般为8管卡,可用于4人次交叉配血,如只有1~3人次交叉配血,没有用的管不要去除铝箔。

3. 本试验通过分子筛作用可以提高交叉配血试验的特异性和敏感性,可同时检出IgG和IgM红细胞血型抗体。

4. 由于抗球蛋白试剂在装配试剂过程中已加入到微柱凝胶内,进行离心时血清蛋白成分和红细胞因其各自的重力速度不同而以不同的速度通过凝胶柱,从而消除了血清中未结合的球蛋白与抗球蛋白结合的可能性,因此本试验红细胞可不洗涤,且对于阴性的结果也不再需要加入IgG血型抗体致敏的阳性细胞来验证阴性结果的有效性。

5. 其他同 ABO 血型鉴定微柱凝胶检测卡法。

【实验讨论】

1. 微柱凝胶抗球蛋白介质交叉配血法的原理是什么？

2. 微柱凝胶抗球蛋白试验与传统的凝集试验有何区别？

（夏　琳）

第六章 尿液一般检验

实验一 尿液理学检查

一、尿量和酸碱度测定

【实验目的】掌握尿量测定的方法和 pH 试纸法测定尿液酸碱度的方法。

【实验原理】使用量筒等有刻度的容器直接测定尿量;广泛 pH 试纸是由甲基红、溴甲酚绿、百里酚蓝等多种指示剂混合成的试带,能反映 pH4.5~9.0 的变异范围,灵敏度约 pH1.0,显色范围为棕红至深黑色,试带蘸取尿液后即可显色,再与标准比色板比较即可测得尿液酸碱度的近似值。

【实验材料】

1. 器材　一次性尿杯,洁净量筒。

2. 试剂　pH 广泛试纸及其标准比色板。

3. 标本

(1)测定尿量:24 小时尿液。

(2)测定尿液酸碱度:新鲜尿液。

【实验操作】

1. 测定尿量　加入待检者全部的尿液于洁净的量筒中,读取量筒与尿液凹面相切的刻度并记录。

2. 测定酸碱度　取出试纸 1 条,将其一端浸入尿液约 0.5s 取出,在自然光线下与标准比色板比色读取尿液 pH。

【参考区间】成人尿量:1000~2000ml/24h,即 1ml/(h·kg);儿童按体重计算,为成人的 3~4 倍。晨尿 pH5.5~6.5,平均 pH6.0;随机尿 pH4.5~8.0。

【注意事项】

1. 量具上刻度应清晰　pH 试纸应密封、避光、干燥保存并远离酸性和碱性物质,以防失效。

2. 待测定尿量的待检者上午 8 时排空膀胱,弃去此次的尿液后,留取至次日上午 8 时最后一次排尿的全部尿液,不可丢失尿液,尿量测定应精确至毫升,气温过高时注意防腐。

3. pH 试纸应定期做质控,检测 pH 试纸是否有效。用于测定酸碱度的尿液应新鲜,放置过久会因细菌繁殖或丧失挥发性酸而使 pH 增高;也不能使用有防腐剂的标本,否则可能会影响检测结果。

【实验讨论】影响 pH 试纸法测定尿液酸碱度的因素有哪些？应如何控制？

二、颜色和透明度检查

【实验目的】掌握观察尿液颜色和透明度的方法,判断尿液外观是否正常。

【实验原理】通过肉眼观察和判断,报告尿液的颜色和透明度。

【实验材料】

1. 器材　一次性尿杯。

2. 标本　新鲜尿液。

【实验操作】

1. 准备尿液　将待检者尿液混匀,加入洁净的尿杯中。

2. 观察性状　在自然光线下用肉眼观察尿液的颜色和性状。

3. 判断结果

（1）颜色:客观描述尿液具体的颜色。

（2）透明度:根据尿液中有无混浊及混浊程度进行判断。①清晰透明:指没有肉眼可见的颗粒物质。②微混:指出现少数可见的颗粒物质,但透过尿液能看清报纸上的字。③混浊:指出现可见的颗粒物质,透过尿液所见报纸上的字迹模糊不清。④明显混浊:指透过尿液看不见报纸上的字。若有沉淀、凝块等也需注明。

【参考区间】淡黄色、清晰透明。

【注意事项】

1. 尿液的容器必须清洁、干燥、透明;尿液要求留取中段尿（三杯试验除外）。

2. 尿液颜色和透明度检查以新鲜尿液为准。女性的尿液常因阴道黏膜分泌的黏蛋白、少量上皮细胞或白细胞的混入,放置一段时间后稍有混浊,无临床意义。

3. 观察尿液透明度时须在自然光、黑色背景下进行。

4. 新鲜尿液因含钙、磷、镁、尿酸等物质形成的结晶外观常呈混浊,尤其是遇冷或 PH 改变时易析出结晶,使尿液变混,遇到该类混浊尿的初步鉴别程序如下,见图 6-1-1。

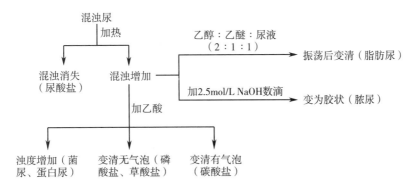

图 6-1-1　混浊尿的初步鉴别程序

5. 尿液颜色受某些食物或药物的影响,如大量进食胡萝卜或服用呋喃唑酮、维生素 B_2、大黄等药物可使尿液呈亮黄色或深黄色,但振荡后所产生的泡沫无色,而尿液含有胆红素时的气泡呈黄色;应用氨基比林或碱性尿液中有酚红、酚酞时,尿液可呈亮红色,但不难与呈红色或暗红色且混浊而无光泽的血尿区别。

【实验讨论】如何通过实验鉴别混浊尿性质？

三、尿比重测定

（一）比重计法

【实验目的】掌握尿比重计测定尿比重的方法。

【实验原理】尿液比重与所含溶质呈正比,溶质越多,尿比重越高,对浮标的浮力就越大,浸入尿液中的比重计部分则越小,读数越大;反之,读数越小。

【实验材料】

1. 器材

（1）比重计1套,包括比重计1支(标示1.000~1.060刻度及标定温度,国产比重计为20℃)和比重筒1个,100℃水银温度计1个。

（2）100ml洁净容器、一次性尿杯。

（3）滴管、乳胶吸头、镊子、吸水纸。

2. 标本　新鲜尿液(至少50ml)。

【实验操作】

1. 准备尿液　充分混匀新鲜尿液后,沿筒壁缓缓将尿液倒入比重筒内(避免产生气泡,如有气泡,可用滴管或吸水纸吸去),将比重筒垂直放置于水平工作台上。

2. 放置比重计　将比重计轻轻放入比重筒内,并加以捻转,使其垂直悬浮于尿液中,勿靠近筒壁或筒底。

3. 读取数据　待比重计悬浮稳定后,读取与尿液凹面相切的刻度并记录读数。

4. 校正结果　测量尿液温度,经校正后报告尿液的比重值。

【参考区间】成人:晨尿1.015~1.025,随机尿1.003~1.030;新生儿:1.002~1.004。

【注意事项】

1. 比重计校正

（1）清洗:选用刻度清晰、能在水中垂直悬浮的比重计,在洗涤剂中浸泡30min后用清水冲洗,再以重铬酸钾溶液浸泡2小时,然后依次用自来水和蒸馏水清洗待干。

（2）校正液的准备:①双蒸水,20℃时其密度为(0.9970±0.0005)g/ml。②NaCl标准液,比重为1.010和1.020,用干燥至恒重的NaCl配制成16.6810g/L和31.1689g/L两种浓度的溶液。

（3）校正比重计:在比重计规定温度下测定蒸馏水的比重应为1.000,16.6810g/L的NaCl溶液比重应为1.010,31.1689g/L的NaCl溶液比重应为1.020。其测定的误差应<0.002,不符合要求者应更换。

2. 受检尿液应新鲜,以防尿素分解导致其比重下降;尿液过少不足以浮起比重计时,应重新留尿测定。尿液盐类结晶析出可影响其比重的测定,因低温所致的尿酸或其他盐类沉淀可使用37℃水浴使其溶解,待尿液温度降至比重计所标定的温度时即可测定。

3. 尿液面应消除泡沫;比重计浮标要垂直悬浮于尿液中;要准确地读取受检尿液的比重值。每次测定完毕均需用纯净水冲洗比重计。浮标上若有蛋白质及盐类物质沉积时,会影响结果的准确性,若有上述物质粘着,需用清洁剂洗净后方能再次使用。

4. 尿蛋白、尿葡萄糖和尿液温度会干扰尿比重测定,应作相应的校正。尿蛋白每增高10g/L,比重计法需将结果减去0.003,折射仪法需将结果减去0.005。尿葡萄糖每增高

10g/L,需将结果减去 0.004。如果测定时尿液温度与比重计上所标定的温度不一致,每升高 3℃,测定结果应增高 0.001。如低于所标温度,应将尿液加温至所标温度后再测定。

（二）折射计法

【实验目的】熟悉折射计的工作原理、校准方法及其测定尿比重的方法。

【实验原理】折射计法利用溶液的比重与光线折射率有良好的相关性进行测定。

【实验材料】

1. 器材　临床折射计或手提式折射计,一次性尿杯、滴管、乳胶吸头、吸水纸。

2. 标本　新鲜尿液。

【实验操作】

1. 调整仪器　将折光棱镜对准光亮方向,调节目镜视度环,直到标线清晰为止。

2. 校准零点　每次测试前须按照操作说明书用蒸馏水校准零点。

3. 测定标本　①拭干标本室和标本盖上的蒸馏水；②在标本室内滴入足够的尿液；③按动左侧开关接通电源；④通过目镜读取数值或查表得出结果。

（1）手提式折射计：①在测量玻璃板上滴加 1 滴尿液；②把上面平板放下,紧压在液滴上,使两块玻璃板平行,避免产生气泡；③手持折射计,面对光源,使光线通过尿液和棱镜,肉眼平视目镜中的专用刻度标尺,在明暗场分界线（或蓝白分界线）处读出比重值。

（2）座式折射计：①开通光路；②按标本测定程序,用蒸馏水调整基准线位置；③加尿液 2 滴,盖上上面的塑料盖以防止产生气泡,即可在目镜中读出相应的比重值。

【参考区间】同比重计法。

【注意事项】

1. 由于入射光和温度影响折射率,一般手提式折射计已有补偿装置,但仍需调整折射计基准线；临床折射计用调整基线的方法来减低温度的影响,也可用 10g/L、40g/L 和 100g/L 蔗糖溶液校正折射计,它们的折射率分别为 1.3344、1.3388 和 1.3479。

2. 尿酸盐所致的混浊可影响结果,需要加温溶解后再测定,切不可弃去。当细胞等有形成分增多时,应离心后测定上清液,测试完毕后用纯净蒸馏水擦拭干净。

3. 尿液中的葡萄糖和蛋白质会影响尿比重的测定,尿液中葡萄糖每增高 10g/L,需将测得结果减去 0.004；尿液中蛋白质每增高 10g/L,需将测得结果减去 0.005。

【实验讨论】尿液比重测定的主要方法有哪些？ 如何做好相应的质量控制？

（张海方）

实验二   尿液显微镜检查

一、未染色显微镜检查法

【实验目的】掌握尿液有形成分未染色直接显微镜检查法的内容和方法,熟悉尿液有形成分定量计数板的构造和使用方法。

【实验原理】在显微镜下观察尿液中细胞、管型、结晶等有形成分的形态特征,识别并记录其在一定显微镜视野内的数量(或换算为一定体积尿液中数量)。

【实验材料】

1. 器材

(1)10ml 刻度离心管:尖底、带盖、透明、刻度清晰;滴管、载玻片及盖玻片(18mm×18mm)、尿液有形成分定量计数板。

(2)仪器:显微镜、水平式离心机。

2. 标本   新鲜尿液。

【实验操作】

1. 未离心尿液直接涂片镜检法

(1)混匀尿液:充分混匀尿液标本。

(2)制备涂片:取混匀的尿液 1 滴于载玻片上,用小镊子轻轻加上盖玻片,注意防止产生气泡。

(3)观察、计数有形成分:①首先低倍视野(10×10 倍)观察全片细胞、管型、结晶等有形成分的分布情况,再用高倍视野(10×40 倍)确认。②确认后的管型,在低倍视野下至少观察计数 20 个视野;在高倍视野至少计数 10 个视野;结晶按高倍视野中分布面积估计量;计数时注意细胞的形态、完整性,有无其他异常巨大细胞、寄生虫卵、滴虫、细菌和黏液丝等。未染色尿液标本各种有形成分的识别和鉴定特征见表 6-2-1、表 6-2-2。

表 6-2-1   尿结晶、细菌、真菌、原虫、寄生虫等报告方法

	报告等级				
	−	±	1+	2+	3+
结晶	0		1~4 个 /HP	5~9 个 /HP	>10 个 /HP
原虫、寄生虫卵	0		1 个 / 全片 ~4 个 /HP	5~9 个 /HP	>10 个 /HP
细菌及真菌	0	数个视野散在可见	各视野均可见	量多、团状聚集	无数
盐类	无	罕见	少量	中等量	多量

离心沉淀法报告时需注明"离心取沉渣"

表 6-2-2 尿液有形成分的参考区间

方法	红细胞	白细胞	透明管型	上皮细胞	结晶	细菌和真菌
非离心尿液有形成分直接涂片镜检法	0~偶见/HP	0~3/HP	0~偶见/LP	少见	少见	—
离心尿液有形成分直接涂片镜检法	0~3/HP	0~5/HP	0~偶见/LP	少见	少见	—
标准化尿液有形成分定量分析板计数法	男 0~5/μl 女 0~24/μl	男 0~12/μl 女 0~26/μl	0~1/μl （不分性别）	少见	少见	极少见
1h 尿有形成分排泄率（成人）	男性 <3 万/h； 女性 <4 万/h	男性 <7 万/h； 女性 <14 万/h	<3400/h（不分性别）	难于检出	难于检出	难于检出

（4）报告结果：①细胞：最低数~最高数/HP；②管型：最低数~最高数/LP；③结晶、细菌、真菌、寄生虫：按高倍视野中分布范围估计报告，常用"+"表示。

2. 离心尿液直接涂片镜检法

（1）混匀、离心标本：充分混匀尿液标本，吸取混匀尿液 10ml 置于刻度离心管内，在水平式离心机以相对离心力 400g 离心 5min（离心半径 16cm、1500r/min）。

（2）留取沉淀物：用滴管吸去离心管内上清液（特制离心管可一次性倾倒上清液），留滴管底含有形成分的尿沉渣 0.2ml。

（3）制备涂片：混匀尿沉渣，取 1 滴（约 50μl）于载玻片上，用小镊子加盖玻片，防止产生气泡。

（4）观察、计数有形成分：同未离心直接涂片法。

3. 标准化尿液有形成分定量计数板法 标准化尿液有形成分定量计数板的计数室一侧有大的长方格计数区，内含 10 个中方格，每个中方格又细分为 9 小方格。其中每个中方格面积为 1mm²，深 0.1mm，容积为 0.1mm³，即 0.1μl，每侧计数室的体积为 1μl。将尿标液充入计数室，计数一定 10 个中方格内的有形成分数量，经过换算可得出单位容积尿液中的有形成分含量（细胞或管型数）。

（1）制备尿液标本：对于清晰透明尿液，采取离心浓缩法；如尿液有形成分含量丰富，可直接镜检测定。

（2）充入定量计数板：取混匀的尿沉渣冲入计数室（图 6-2-1）。

（3）观察、计数有形成分：在低倍视野下观察计数 10 个中方格内的管型总数，在高倍视野下观察计数 10 个中方格内的细胞总数，计算 1μl 尿液中某种细胞或管型的数量。

（4）报告结果：细胞、管型：以"个/μl"表示。尿结晶、细菌、真菌、原虫、寄生虫及寄生虫卵的报告方法见表 6-2-1。

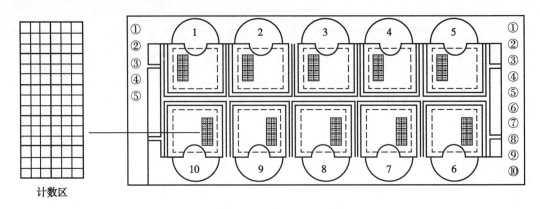

计数区

图 6-2-1   FAST-READ10 尿液有形成分标准化定量计数板

【**参考区间**】尿液有形成分的参考区间见表 6-2-2。

【**注意事项**】

1. 使用合格的尿液标本 ①采用新鲜中段尿,防止生殖道分泌物混入;②排尿后 1 小时之内完成检查,或加甲醛并冷藏;③调整尿液 pH5.5 左右,以免管型破坏、细胞溶解;④针对浑浊尿液:可加温清除非晶形尿酸盐、加乙酸溶解非晶形磷酸盐;⑤尿比重可影响受检者有形成分形态,检查前不宜大量饮水;⑥尿液有形成分含量丰富者,可采取非离心尿液直接镜检。

2. 使用合格器材 显微镜、离心机、刻度离心管、盖玻片等器材均应符合要求。

3. 未离心尿液直接涂片镜检法仅适用于尿液外观混浊者。

4. 遵守操作规程 ①尿液标本离心、涂片、镜检的条件应保持一致,以便对比。②离心力和时间应控制准确,离心后手持离心管 45°~90° 倾去上层尿液。③显微镜光线要适当:非染色尿液标本的有形成分的分辨率和对比度较低,在进行普通光学显微镜观察时要采用稍弱的光线有利于形态识别,尤其是透明管型,如果亮度较大很容易漏掉。④正确的观察方式:显微镜的使用要遵循先低倍视野观察有形成分分布情况,后用高倍视野仔细分辨的原则。按照标准化要求观察足够的视野范围,即检查细胞应观察 10 个高倍视野,检查管型应观察 20 个低倍视野。

5. 注意形态相似有形成分之间的鉴别 尿液中白细胞、肾小管上皮细胞、底层移动上皮细胞鉴别见表 6-2-3。尿液中红细胞、白细胞和上皮细胞三种细胞管型的鉴别见表 6-2-4。

表 6-2-3   尿液白细胞、肾小管上皮细胞、底层移行上皮细胞

细胞名称	白细胞	肾小管上皮细胞	底层移行上皮细胞
大小	10~12μm	较中性粒细胞大 1.5 倍	与肾小管上皮细胞接近
形态	圆形、脓细胞时边缘不整	多边形可不规则	圆或卵圆形
核形	分叶形、加酸后明显结构紧密	核大、圆形,结构细致,染色后明显	圆形稍大,结构细微,染色后明显
胞质颗粒	胞质多,脓细胞中可有多种颗粒	胞质少,胞质可含不规则颗粒、脂肪滴等,偶见含铁血黄素颗粒	胞质稍多,一般无颗粒
过氧化物酶	中性粒细胞呈阳性	阴性	阴性
其他	常见于炎症	可见于肾实质损害	偶见于炎症

表 6-2-4　尿液中红细胞、白细胞和上皮细胞三种细胞管型的鉴别

管型名称	红细胞管型	白细胞管型	上皮细胞管型
颜色	淡黄或微褐色	无色或灰白色	无色或灰白色
大小（μm）	7~9	10~14	13~18
核形	无核	分叶形核	类圆形核
加 10% 乙酸	红细胞溶解	白细胞不溶，核形更清晰	上皮细胞不溶，核形更清晰
过氧化物酶	阴性	阳性	阴性
背景细胞	散在的红细胞	散在的白细胞	散在的上皮细胞

6. 提供完整的检验报告　除完整、规范地报告检验结果外，报告单上还应注明尿液留取时间、标本收到时间及检测完成时间、尿液标本是否离心浓缩等。

二、染色后显微镜检查法

【实验目的】掌握 Sternheimer-Malbin（S-M）染色尿液有形成分显微镜检查的方法、染色后尿液有形成分的形态特点。

【实验原理】尿沉渣中的有形成分，特别是细胞和管型经 S-M 染色液中的结晶紫和沙黄染色后，细胞质、细胞核呈现不同颜色，形态清晰，对比度明显，易于识别。

【实验材料】

1. 器材　同非染色法尿液有形成分显微镜检查。

2. 试剂　S-M 染色液的贮存液。

（1）Ⅰ液：结晶紫 3.0g、草酸铵 0.8g，溶于 95%（v/v）乙醇 20.0ml、蒸馏水 80.0ml 中，冷藏保存。

（2）Ⅱ液：沙黄 O（safranin O）0.25g 溶于 95%（v/v）乙醇 10.0ml、蒸馏水 100ml 中。

（3）S-M 染色液应用液：Ⅰ液、Ⅱ液按 3:97 混合，过滤后贮存于棕色瓶，冷藏保存。室温下可保存 3 个月。

3. 标本　新鲜尿液。

【实验操作】

1. 标本准备　将尿液离心，使有形成分浓缩 50 倍。操作步骤同未染色尿液之离心尿液非定量镜检法。

2. 染色　向尿沉渣管中加入 1 滴 S-M 染色液应用液，混匀静置 3min。

3. 制备涂片或充液　将染色的尿沉渣充分混匀，依未染色尿液之离心尿液非定量镜检法制备涂片，或充入尿液有形成分定量计数板的计数室。

4. 计数有形成分　将涂片或计数板水平放置在显微镜载物台上，根据尿液各种有形成分 S-M 染色特点（表 6-2-5），观察、计数尿液中各种有形成分。观察内容及范围同非染色法尿液有形成分显微镜检查。

5. 报告方式　同未染色法尿液有形成分显微镜检查。

表 6-2-5   尿液各种有形成分 S-M 法染色特点

有形成分	染色特点
红细胞	淡紫色
白细胞:浓染细胞	细胞质淡红色、核深红紫色、为老化死亡细胞
白细胞:淡染细胞	细胞质不着色、核蓝色
白细胞:闪光细胞	淡蓝色或几乎无色、细胞质内颗粒呈布朗运动
上皮细胞	细胞质淡红色、核紫红色
透明管型、颗粒管型	淡红色、紫色
细胞管型	深蓝色
滴虫	蓝色或紫色、易见鞭毛及轴柱
细菌	活菌不着色或略带淡红色;死菌着紫色

【参考区间】同未染色法尿液有形成分显微镜检查

【注意事项】染色时间要适当,染色过久可引起淡染细胞向浓染细胞过渡,也会使闪光细胞失去布朗运动特征。标本制作及有形成分识别同未染色法尿液有形成分显微镜检查。

三、1小时尿液有形成分排泄率的测定

【实验目的】熟悉 1 小时尿液有形成分排泄率的测定方法

【实验原理】在正常生活不受限制的情况下,准确保留 3 小时的全部尿液。取混匀尿液离心、浓缩 10 倍,冲入改良牛鲍血细胞计数板的计数池中,计数一定体积尿沉渣中的红细胞、白细胞或管型数,然后换算为 1 小时尿液中的细胞、管型的数量。

【实验材料】

1. 器材 量筒、刻度离心管、改良牛鲍血细胞计数板、离心机。
2. 标本 新鲜的尿液。

【实验操作】

1. 收集标本 收集上午 6~9 时的尿液标本,开始留尿时先排尿并弃去,在准确收集此后 3 小时内的全部尿液。
2. 记录样本量 用量筒准确测定 3 小时内的全部尿量(精确至 ml),并作记录。
3. 离心 取混匀尿液 10ml,置于刻度离心管内,以 1500r/min(RCF 约 400g)离心 5min。
4. 提取尿沉渣 弃去上层尿液 9ml,留取离心管底部尿沉淀物 1ml。
5. 充液计数 取混匀尿沉渣 1 滴充入计数板的计数池,细胞计数 10 个大方格,管型计数 20 个大方格。

$$1 \text{ 小时细胞数} = 10 \text{ 大格细胞总数} \times \frac{1000}{10} \times \frac{3 \text{ 小时尿总量 ml 数}}{3}$$

$$1 \text{ 小时管型数} = \frac{20 \text{ 大方格管型总数}}{3} \times \frac{1000}{10} \times \frac{3 \text{ 小时尿总量 ml 数}}{3}$$

式中,1000 为每毫升尿液换算成微升的数;10 为尿液浓缩倍数。

【**参考区间**】尿液有形成分的参考区间见表 6-2-4。

【**注意事项**】

1. 尿液应新鲜,pH 应在 6.0 以下,若为碱性尿,则血细胞和管型易溶解。

2. 待检尿液比重最好在 1.026 以上,如小于 1.016 为低渗尿,细胞易被破坏。

3. 如尿液中含多量磷酸盐时,可加入 1% 的乙酸 1~2 滴,使其溶解,但切勿加酸过多,以免红细胞及管型溶解;含大量尿酸盐时,可加入 37℃ 加温使其溶解,以便观察。

（张　杰）

实验三　尿蛋白定性检查

一、磺基水杨酸法

【实验目的】掌握磺基水杨酸法测定尿蛋白的原理、操作和注意事项。

【实验原理】磺基水杨酸是一种生物碱,在酸性条件下,其磺酸根离子与蛋白质氨基酸阳离子结合,形成不溶性蛋白盐沉淀。

【实验材料】

1. 器材　小试管、试管架、刻度吸管、洗耳球、广泛 pH 试纸。
2. 试剂　200g/L 磺基水杨酸溶液:20.0g 磺基水杨酸溶解于 100ml 蒸馏水中。
3. 标本　新鲜尿液或模拟蛋白尿标本。

【实验操作】

1. 调整 pH　测试尿液酸碱度,必要时加酸或碱调节 pH 在 5~6。
2. 准备标本　取小试管 2 支,分别标记为试验管和对照管,各加尿标本 1ml。
3. 加入试剂　实验管内滴加磺基水杨酸 2 滴;对照管不加试剂为空白对照。
4. 判断结果

阴性:清晰透明,含蛋白量约 <0.05g/L

极微量:黑色背景下轻微混浊,含蛋白量约 0.05~0.1g/L

微量(±):无需黑色背景即见轻微混浊,含蛋白量约 0.1~0.5g/L

阳性(＋):白色混浊无颗粒,含蛋白量约 0.5~1.0g/L

　　(＋＋):颗粒状混浊,含蛋白量约 1.0~2.0g/L

　　(＋＋＋):明显絮状混浊,含蛋白量约 2.0~5.0g/L

　　(＋＋＋＋):混浊有大凝块,含蛋白量 >5.0g/L

【参考区间】阴性。

【注意事项】

1. 标本要新鲜,取中段尿,防污染。
2. 尿液 pH>9 或 pH<3 时本方法检验结果可呈假阴性,故实验前需先将尿液 pH 调至 5~6。
3. 要在 1min 内观察结果,反应时间超过 1min,阳性程度会增加或出现假阳性。

二、加热乙酸法

【实验目的】掌握加热乙酸法测定尿蛋白的原理、操作和注意事项。

【实验原理】加热使蛋白质变性凝固,加酸使蛋白质接近等电点,加促蛋白沉淀。此外,加酸还可以溶解碱性盐类沉淀。

【实验材料】

1. 器材　酒精灯、大试管、试管架、试管夹、滴管、广泛 pH 试纸。

2. 试剂　5% 冰乙酸溶液：冰乙酸 5ml 加蒸馏水至 100ml，密闭保存。

3. 标本　新鲜尿液或模拟蛋白尿标本。

【实验操作】

1. 调整 pH　测试尿液酸碱度，必要时加酸或碱调节 pH 在 5~6。

2. 准备标本　取大试管 1 支，加尿标本至试管高度 2/3 处。

3. 加热标本　用试管夹持试管下端，于酒精灯上加热试管上 1/3 的尿标本至沸腾，观察煮沸部分有无混浊。

4. 加入乙酸　滴加 5% 冰乙酸溶液 2~4 滴。

5. 再次加热　再加热至沸腾，立即观察结果。

6. 判断结果

阴性：清晰透明，含蛋白量约 <0.1g/L

微量（±）：黑色背景即见轻微混浊，含蛋白量约 0.1~0.15g/L

阳性（+）：白色混浊无颗粒，含蛋白量约 0.2~0.5g/L

（++）：颗粒状混浊，含蛋白量约 0.5~2.0g/L

（+++）：明显絮状混浊，含蛋白量约 2.0~5.0g/L

（++++）：混浊有大凝块，含蛋白量 >5.0g/L

【参考区间】阴性。

【注意事项】

1. 标本要新鲜，取中段尿，防污染。

2. 尿液 pH>9 或 pH<3 时本方法检验结果可呈假阴性，故实验前需先将尿液 pH 调至 5~6。

3. 要按加热、加酸、再加热的操作程序，可避免盐类析出导致的假阳性混浊。

【实验讨论】

1. 对磺基水杨酸法与加热乙酸法测定尿蛋白的方法学进行比较？

2. 实验中有哪些因素可导致结果的假阴性？

实验四 尿葡萄糖班氏法定性检查

【实验目的】掌握班氏（Benedict）法尿液葡萄糖定性检查的原理、操作和注意事项。

【实验原理】葡萄糖含有醛基，在热的碱性溶液中，能将班氏试剂中蓝色硫酸铜还原为黄色氢氧化亚铜，产生红色氧化亚铜沉淀。

【实验材料】

1. 器材 酒精灯、中试管、试管架、试管夹、刻度吸管、洗耳球、滴管。

2. 试剂

（1）甲液：枸橼酸钠 42.5g，无水碳酸钠 25.0g，蒸馏水 700ml，加热助溶。

（2）乙液：硫酸铜 10.0g，蒸馏水 100ml，加热助溶。

冷却后将乙液缓慢加入甲液中，边加边搅拌，最后加蒸馏水补至 1000ml，随后观察溶液性状，如不澄清，需进行过滤处理。

3. 标本 新鲜尿液。

【实验操作】

1. 鉴定试剂 取试剂 1ml 置试管中，在酒精灯上加热煮沸 1min，如不变色方可使用。

2. 加入标本 取离心后尿液 0.1ml（约 2 滴）于已鉴定的试剂中，混匀。

3. 加热标本 继续加热煮沸 1~2min，或置沸水浴中 5min，自然冷却后观察结果。

4. 判断结果

阴性：仍呈透明蓝色

微量（±）：蓝绿色，但无沉淀

阳性（+）：绿色，伴少许黄绿色沉淀

（++）：较多黄绿色沉淀，以黄为主

（+++）：土黄色混浊，有大量沉淀

（++++）：大量棕红色或砖红色沉淀

【参考区间】阴性。

【注意事项】

1. 标本要新鲜，久置尿液因细菌繁殖分解葡萄糖，可使结果偏低或造成假阴性。

2. 试剂与尿比例应为 10:1，改变比例会影响检查的灵敏度。

3. 非糖还原物质如青霉素、维生素 C、水杨酸等可呈假阳性反应。

4. 煮沸时应不时移动试管，防液体爆沸喷出。加热煮沸时间不得少于 1min。

5. 自然冷却后才能观察结果。大量尿酸盐存在时，其煮沸后也可出现混浊并带绿色，但久置后并不变黄色而呈灰蓝色。

【实验讨论】

1. 为什么要自然冷却后才能观察结果？

2. 实验中有哪些因素可导致结果的假阴性？

实验五 尿酮体定性检查

一、Lange（朗格）法

【实验目的】掌握 Lange（朗格）法测定尿酮体的原理、操作和注意事项。

【实验原理】尿中丙酮和乙酰乙酸与亚硝基铁氰化钠混合后,与氨水接触呈紫色环。

【实验材料】

1. 器材 中试管、试管架、刻度吸管、洗耳球。

2. 试剂

（1）亚硝基铁氰化钠。

（2）5% 冰乙酸溶液:冰乙酸 5ml 加蒸馏水至 100ml,密闭保存。

（3）浓氨水。

3. 标本 新鲜尿液。

【实验操作】

1. 准备标本 取中试管 1 支,加尿标本 2ml。

2. 加入试剂 加亚硝基铁氰化钠约 30mg,振摇促其溶解,再加冰乙酸溶液 0.5ml 混合。倾斜试管,沿管壁轻轻加入浓氨水约 1ml,使之与尿液形成界面。

3. 观察结果 观察两液交界面是否出现紫色环。

4. 判断结果 根据出现紫色环的快慢和颜色深浅判断结果

阴性:5min 内无紫色环出现

阳性（+）:逐渐出现淡紫色环

　　（++）:接触时立即出现淡紫色,随后转为深紫色

　　（+++~++++）:立即出现深紫色环

【参考区间】阴性。

【注意事项】

1. 标本要新鲜测定,乙酰乙酸不稳定,丙酮容易挥发,陈旧尿液会出现假阴性。

2. 加浓氨水时要倾斜试管,速度要慢。

3. 如尿中含有大量非晶形尿酸盐时,易产生黄至褐色环。

二、改良 Rothera 法

【实验目的】掌握改良 Rothera 法测定尿酮体的原理、操作和注意事项。

【实验原理】尿中丙酮和乙酰乙酸与亚硝基铁氰化钠混合后,在碱性环境中可生成紫色化合物。

【实验材料】

1. 器材 凹玻片或试管、药匙、滴管、乳胶吸头。

2. 试剂　酮体粉：亚硝基铁氰化钠 0.5g，无水碳酸钠 10.0g，硫酸铵 10.0g，分别研成细粉后充分混匀，装入棕色瓶，密闭防潮保存。

3. 标本　新鲜尿液。

【实验操作】

1. 加酮体粉　于凹玻片（或试管内）分别加入 1 小勺酮体粉在 2 个凹孔上，分别为测定孔和对照孔。

2. 滴加尿液　滴加 2~3 滴尿标本在测定孔的粉剂上，以完全将酮体粉浸湿为宜。

3. 观察结果　观察测定孔颜色变化，与对照孔比较，5min 内出现紫色为阳性。

4. 判断结果　根据粉剂出现紫色的快慢和颜色深浅判断结果，结果判断标准同 Lange（朗格）法。

【参考区间】阴性。

【注意事项】

1. 酮体粉剂应保存在干燥器内，防止受潮失效。

2. 本方法要在碱性和加热条件下进行，因此冬季可在 30℃水浴中进行。

【实验讨论】

1. 尿酮体成分有哪些？ Lange（朗格）法主要检测哪几个成分？

2. 实验中有哪些因素可导致结果的假阴性？

实验六 胆红素改良 Harrison 法定性检查

【实验目的】掌握胆红素改良 Harrison 法定性检查的原理、操作和注意事项。

【实验原理】尿中的硫酸根与所加入的氯化钡形成硫酸钡,后者吸附胆红素使之浓缩,滴加酸性三氯化铁试剂使胆红素氧化成胆绿素而呈绿色。

【实验材料】

1. 器材 离心机、10ml 刻度离心管、试管架、洗耳球、滴管、尿杯。

2. 试剂

（1）酸性三氯化铁试剂（Fouchet 试剂）：100g/L 三氯化铁溶液 10ml 与 250g/L 三氯乙酸溶液 90ml 充分混合。

（2）100g/L 氯化钡溶液：氯化钡 10.0g,溶于 100ml 蒸馏水中。

3. 标本 新鲜尿液。

【实验操作】

1. 准备标本 取尿液 5ml 于 10ml 刻度离心管中。

2. 加入试剂 向试管中加入 2.5ml 的氯化钡溶液,充分混匀,此时出现白色的硫酸钡沉淀。

3. 离心 将上述混合物 3000r/min 离心 3~5min,弃去上清液,留取沉淀物。

4. 加 Fouchet 试剂 向沉淀物表面滴加 2 滴 Fouchet 试剂,放置片刻观察沉淀颜色的变化。

5. 再次加热 再加热至沸腾,立即观察结果。

6. 判断结果

阴性：长时间不显色

阳性（+）：沉淀逐渐变成淡绿色

（++）：沉淀显示绿色

（+++）：沉淀即刻显蓝绿色

【参考区间】阴性。

【注意事项】

1. 留尿后要及时测试,久置尿液胆红素不稳定,光照下易分解,使结果偏低或造成假阴性。

2. 如尿液呈碱性反应,应加乙酸使呈酸性;尿内硫酸根不足时,加入氯化钡可能无沉淀,此时可滴加硫酸铵试剂 1~2 滴,以促使沉淀形成。

3. 水杨酸盐和阿司匹林等可与 Fouchet 试剂呈假阳性反应。

4. 加入 Fouchet 试剂要适量,过量可使胆红素氧化过度而生成胆黄素而误判假阴性。

【实验讨论】

1. 尿液标本的收集和保存对胆红素的检测是否有影响?

2. 实验中有哪些因素可导致结果的假阴性?

（康 梅）

实验七　尿胆原改良 Ehrlich 法定性检查

【实验目的】掌握尿胆原改良 Ehrlich 法的实验原理、操作方法及注意事项。

【实验原理】尿胆原在酸性条件下与对二甲胺基苯甲醛反应,生成樱红色化合物,其颜色深浅、出现快慢与尿胆原的含量有关。

【实验材料】

1. 器材　一次性尿杯、10ml 试管、10ml 刻度离心管、1ml 和 5ml 刻度吸管、洗耳球、试管架、离心机、白色衬纸、试管架。

2. 试剂

（1）100g/L BaCl$_2$ 溶液　氯化钡（BaCl$_2$·2H$_2$O）10.0g,溶解于 100ml 蒸馏水中。

（2）Ehrlich 试剂　对二甲胺基苯甲醛 2.0g 溶解于 80ml 蒸馏水中,逐滴缓慢加入浓盐酸 20ml,边加边摇,直至完全溶解,贮存于棕色试剂瓶中保存备用。

（3）蒸馏水。

3. 标本　新鲜晨尿或随机尿标本。

【实验操作】

1. 去胆红素　被检尿液中如含有胆红素应先去除,于 4ml 尿液中加入 100g/L BaCl$_2$ 溶液 1ml,充分混匀后离心,取上清液备用。

2. 加尿液　取上述步骤上清液 2ml 于 10ml 试管中。

3. 加试剂　向上述试管中加 Ehrlich 试剂 0.2ml,室温下静置 10min。

4. 观察结果　将白色衬纸放在试管底部,从管口向管底观察颜色,结果判断见表 6-7-1。

表 6-7-1　改良 Ehrlich 法尿胆原定性结果判断

颜色变化	结果判断
10min 后不变色,加温后也不变色	阴性（-）
10min 后呈微红色	弱阳性（+）
10min 后呈樱红色	阳性（++）
立即呈深红色	强阳性（+++）

5. 稀释阳性标本　如上述结果为阳性,需将尿液用蒸馏水分别稀释为 1:10、1:20、1:40、1:80 和 1:160,然后重复上述操作过程,以最高稀释倍数报告。

6. 报告结果　尿胆原定性检查结果为:阴/阳性。

【参考区间】阴性或弱阳性,1:20 倍稀释阴性。

【注意事项】

1. 尿液标本应新鲜、避光收集、及时检测,以防尿胆原被氧化而呈假阴性。

2. 尿胆原含量与饮水量、排尿时间和尿液 pH 有关。大量饮水,可导致尿胆原被稀释呈阴性;夜间和上午排泄较少,午餐后迅速增高(2~4小时达最高峰);pH 为 5.0 时排泄率为 2ml/min;pH 为 8.0 时排泄率为 25ml/min,且碱性尿在反应中常出现黄色沉淀而干扰结果观察。为提高检出阳性率,检测前可嘱咐患者口服少量 NaHCO₃ 碱化尿液,留取午餐后 2~4h 的尿液,检测前再用乙酸调节 pH 至弱酸性。

3. 抗生素可抑制肠道菌群,使尿胆原生成减少从而呈阴性。

4. 酸性条件下,尿胆红素可与 Ehrlich 试剂反应呈绿色,干扰尿胆原与 Ehrlich 试剂的樱红色反应,因此需先去除尿胆红素。

5. Ehrlich 试剂与尿液用量应控制在 10∶1 为宜。

6. 内源性吲哚、卟胆原等可与 Ehrlich 试剂反应产生红色,引起假阳性,可用氯仿抽提法鉴别和确证。

7. 尿液中含吡啶、酮体时会引起假阳性,可用加戊醇的方法进行鉴别。加戊醇后仍显红色为真阳性;由酮体等造成的假阳性会变成淡绿色。

8. 尿胆原与尿胆红素结合血胆红素代谢指标可用于临床黄疸类型的鉴别,见表 6-7-2。

表 6-7-2　三种黄疸的实验室鉴别

| 黄疸类型 | 血清（μmol/L） | | | 尿液 | | | 粪便 | |
	总胆红素	未结合胆红素	结合胆红素	颜色	尿胆原	尿胆红素	颜色	粪胆原粪胆素
正常人	<17.1	<17.1	<3.4	浅黄	1∶20 阴性	阴性	黄褐	正常
溶血性黄疸	↑	↑	轻度↑	深黄	阳性	阴性	深褐色	增多
肝细胞性黄疸	↑	↑	↑	深黄	阳性	阳性	正常或变浅	下降或正常
阻塞性黄疸	↑	正常或轻度↑	↑	深黄	阴性	阳性	白陶土样	减少或消失

【实验讨论】

1. 为什么建议收集午餐后 2~4h 的尿液标本进行尿胆原定性实验?

2. 糖尿病酮症酸中毒患者,尿胆原结果会正常吗?

实验八　尿含铁血黄素定性检查

【实验目的】掌握尿含铁血黄素定性检查（Rous 试验）的原理和操作方法。

【实验原理】含铁血黄素的高铁离子（Fe^{3+}）在酸性条件下与亚铁氰化物反应，生成蓝色亚铁氰化铁沉淀，又称普鲁士蓝反应。

【实验材料】

1. 器材　试管、试管架、离心机、载玻片、盖玻片、显微镜等。

2. 试剂

（1）20g/L 亚铁氰化钾溶液：取 0.2g 亚铁氰化钾溶于 10ml 蒸馏水中，使用时配制。

（2）3% 盐酸（V/V）。

3. 标本　新鲜晨尿或随机尿标本。

【实验操作】

1. 准备标本　收集患者全部晨尿，自然沉淀后取沉淀物离心，2000rpm 离心 5min 后，弃上清液。

2. 加入试剂　在沉淀物中加入新鲜配制的 20g/L 亚铁氰化钾溶液及 3% 盐酸各 1~2ml，充分混匀后，静置 10min。

3. 离心　以 2000rpm 离心 5min 后，弃上清液。

4. 镜检　取沉淀物涂片，加盖玻片后用高倍镜观察有无游离的蓝色颗粒，或含蓝色颗粒的细胞。

5. 判断结果　镜下发现分散或成堆蓝色颗粒（直径 1~3μm）即为阳性，如在细胞内更可靠。

6. 报告结果　尿含铁血黄素定性实验为：阴 / 阳性。

【参考区间】阴性。

【注意事项】

1. 所用器材、试剂和标本必须无铁剂污染，否则会造成假阳性结果。

2. 亚铁氰化钾在中性溶液中会水解，因此试剂要新鲜配制，以免造成假阴性。

3. 最好使用晨尿或多次检查，提高检出阳性率。

4. 试验前，若亚铁氰化钾与盐酸混合即可出现蓝色，表示试剂已被污染，应重新配制。

5. 含铁血黄素颗粒直径在 1μm 以上时，显微镜才能检出。如颗粒太小，普通显微镜下无法识别，不能完全排除血管内溶血。

【实验讨论】显微镜下未发现蓝色颗粒能证明没有发生血管内溶血吗？为什么？

（刘　艳）

实验九　尿本周蛋白定性检查

一、凝溶法

【实验目的】熟悉尿本周蛋白凝溶法定性检查。

【实验原理】本周蛋白在 40~60℃时凝固,加热至 90~100℃时溶解,在温度下降到 40~60℃时再次沉淀,利用这一特性来检查尿液中的本周蛋白。

【实验材料】

1. 器材　离心机、恒温水浴锅、计时器、试管、试管夹、10ml 刻度吸管、2ml 刻度吸管、洗耳球、漏斗、玻棒、滤纸、pH 试纸等。

2. 试剂

（1）200g/L 磺基水杨酸·20.0g 磺基水杨酸,先溶于蒸馏水,再补足至 100ml。

（2）2.0mol/L 乙酸缓冲液（pH4.8~5.0）:乙酸钠 17.5g,加冰乙酸 4.1ml,补充蒸馏水至 100ml,调节 pH 至 4.8~5.0。

3. 标本　新鲜尿液

【实验操作】

1. 准备标本

（1）尿蛋白定性:尿液离心后取上清液,用磺基水杨酸法做尿蛋白定性,如呈阴性,则认为本周蛋白定性试验阴性;如呈阳性,继续以下操作。

（2）调节 pH 值:用广泛 pH 试纸测试尿液 pH,若低于 4.0,应调节 pH 值至 4.5~5.5。

2. 加入试剂　取清澈尿液 4.0ml 加入大试管中,加 2.0mol/L 乙酸缓冲液 1.0ml,混匀。再按每 10ml 尿液 1.0g 的比例加入氯化钠,观察有无沉淀,如果有（为黏蛋白）,则过滤除去。

3. 加热观察　将试管置于 56℃水浴 15min,观察有无沉淀形成。如果有,则将试管置于沸水中加热 3min,如果反应液由浑浊变清或者沉淀减少,则本周蛋白阳性;若浑浊加重,则表明尿液中还有其他蛋白质,需要进一步进行验证。

4. 冷却观察　将煮沸的尿液趁热过滤,观察滤液在自然冷却的过程中的变化,如果滤液在冷却至 56℃左右的时候滤液又变浑浊,则本周蛋白阳性。

5. 结果报告　尿本周蛋白（凝溶法）:阳性或阴性。

【参考区间】阴性。

【注意事项】

1. 尿液应新鲜,以排除清蛋白、球蛋白分解变性产生的假阳性。浑浊尿标本应过滤后再检查。

2. 应严格控制 pH,凝溶法最适 pH 为 4.5~5.5。pH 低于 4.0 时,分子聚合受到抑制而呈现假阴性。

3. 尿中本周蛋白含量过高时,在 90~100℃中不易完全溶解,需做阴性对照或将标本稀释。

4. 加热后过滤时动作要迅速,并保持高温,不断振荡,防止本周蛋白夹杂于其他蛋白质沉淀中被过滤掉而出现假阴性。过滤用的漏斗,试管等器材均需保持高温状态,以免因温度降低而使本周蛋白凝固。

二、对－甲苯磺酸法

【实验目的】熟悉尿本周蛋白定性的对－甲苯磺酸法。

【实验原理】对－甲苯磺酸可以与相对分子质量较小的本周蛋白结合形成沉淀,而与清蛋白和球蛋白等大分子蛋白基本不起反应。

【实验材料】

1. 器材　离心机、试管架、大试管、试管夹、2ml 刻度吸管、洗耳球。

2. 试剂

（1）120g/L 对－甲苯磺酸溶液:对－甲苯磺酸 120g 溶于 1000ml 蒸馏水中。

（2）冰乙酸。

3. 标本　新鲜尿液。

【实验操作】

1. 准备标本　取两支试管分别标记为试验管和对照管,两管各加离心后的尿液上清液 1.0ml。

2. 加入试剂　试验管中加入 0.5ml 的 120g/L 对－甲苯磺酸溶液,对照管中加入 0.5ml 冰乙酸,分别混匀,静置 5min。

3. 观察结果

（1）试验管浑浊加重或沉淀,对照管清晰透明或轻度浑浊,则本周蛋白阳性。

（2）试验管清晰透明或与对照管相似,则本周蛋白阴性。

4. 报告结果　尿本周蛋白(对－甲苯磺酸法):阳性或阴性。

【参考区间】阴性。

【注意事项】

1. 尿液应新鲜,以排除清蛋白、球蛋白分解变性产生的假阳性。浑浊尿标本应过滤后再检查。

2. 如尿中有其他球蛋白(大于 5.0g/L)时可出现假阳性,需进行确证试验。

3. 服用利福平类抗结核药的患者也可使本试验结果出现假阳性。

【实验讨论】

1. 影响尿本周蛋白定性检查的因素有哪些?

2. 哪些疾病可出现尿液本周蛋白阳性?

实验十　尿苯丙酮酸定性检查

【实验目的】掌握尿苯丙酮酸定性检查的三氯化铁法的原理、方法及注意事项。

【实验原理】尿中的苯丙酮酸在酸性条件下与三价铁离子作用,生成铁离子与烯醇式苯丙酮酸的蓝绿色螯合物。

【实验材料】

1. 器材　试管、刻度吸管、离心机、滤纸。

2. 试剂

（1）100g/L 三氯化铁溶液:称取三氯化铁（$FeCl_3 \cdot 6H_2O$）10.0g,加蒸馏水溶解并稀释至100ml,充分溶解后,室温保存备用。

（2）磷酸盐沉淀剂:称取氯化镁（$MgCl_2 \cdot 6H_2O$）2.20g,氯化铵（NH_4Cl）1.40g,浓氨水2.0ml,加蒸馏水并稀释至100ml,充分溶解后,室温保存备用。

（3）浓盐酸。

3. 标本　新鲜尿液。

【实验操作】

1. 取尿液加试剂　取尿液 4ml 加磷酸盐沉淀剂 1ml,混匀。

2. 静置离心或过滤　静置 3min,如出现沉淀,可用滤纸过滤或 2000rpm 离心 5min除去。

3. 观察结果　滤液或上清液中先加入浓盐酸 2~3 滴,充分混匀,再逐滴加入三氯化铁溶液 2~3 滴,每加 1 滴立即观察溶液颜色变化。

4. 结果判定　如尿液显蓝绿色并持续 2~4min 即为阳性。如绿色很快消失,提示可能有尿黑酸或对 – 羟苯丙酮酸,可报告试验阴性。

【参考区间】阴性。

【注意事项】

1. 容器要清洁,不能含有氧化还原性杂质,最好使用一次性有盖尿杯。

2. 尿苯丙酮酸室温易分解,尤以碱性尿为甚,所以要求新鲜尿液,立即检测。若不能及时检测,可加 5% 硫酸 1ml 或者麝香草酚防腐后再放入冰箱可保藏数天。

3. 本实验的最适 pH 为 2~3。

4. 实验中主要干扰来自于　①含酚类药物及氯丙嗪会造成假阳性,实验前要停药;②胆红素尿能造成假阳性;③婴儿出生后 6 周内不易查出苯丙酮酸,应出生 6 周后再检查;④尿液中尿黑酸、乙酰乙酸、丙酮酸、对氨基水杨酸、对 – 羟基苯丙酸等物质可与三氯化铁发生呈色反应,尽管显色不同,仍要注意排除。

【实验讨论】

1. 本实验阳性常见于哪些疾病?

2. 本实验的主要干扰来源有哪些?

实验十一   乳糜尿定性检查

【**实验目的**】了解乳糜尿定性检查的原理、方法及注意事项。

【**实验原理**】乳糜尿是由脂肪颗粒与蛋白质组成的乳糜状浑浊尿。脂肪被有机溶剂（如乙醚）萃取后，尿液变澄清，即为乳糜尿实验阳性；乳糜尿中脂肪小滴可通过染料使之着色，在显微镜下观察。

【**实验材料**】

1. 器材   试管、蒸发皿、显微镜、水浴锅、离心机。

2. 试剂

（1）乙醚（分析纯）。

（2）苏丹Ⅲ染液：取苏丹Ⅲ粉末一药匙溶于95%乙醇（10ml）和冰乙酸（90ml）的混合液中，充分搅匀溶解。

3. 标本   新鲜尿液。

【**实验操作**】

1. 观察标本外观   肉眼观察尿液是否浑浊呈乳白色牛奶样，如外观澄清透明的尿液则直接报告阴性；外观浑浊呈乳白色牛奶样则继续进行以下试验。

2. 萃取脂肪成分   取尿液5ml，加乙醚2~3ml，用力混合振荡数分钟后，使脂肪颗粒溶解于乙醚中，静置数分钟后，2000rpm离心5min。取出乙醚层置于蒸发皿中，将蒸发皿放入水浴锅蒸干。

3. 染色脂肪   取少许蒸干后的沉渣涂片，加苏丹Ⅲ染液1滴染色。

4. 观察结果   低倍镜下观察是否有红色的脂肪小体（必要时可高倍镜观察），如有大小不等的红色球形小体，即为乳糜尿阳性。

【**参考区间**】阴性。

【**注意事项**】

1. 尿液中加入数滴饱和的NaOH，再加入乙醚有助于乳糜微粒的萃取。

2. 乳糜尿与过多的盐类结晶尿或者脓尿的外观不容易鉴别，盐类结晶尿加热或者加酸后浑浊消失，脓尿显微镜下可见有大量白细胞。

3. 本实验阳性者，应该注意在尿沉渣中查找微丝蚴。也可将标本静置后，取中层（乳糜样层或者粉红色层，并有小凝块漂浮其中）的凝集物观察是否有微丝蚴。

4. 标本中如混有甲苯会呈假阳性。

5. 在肾脂肪栓塞、长骨骨折时，患者偶尔会排出脂肪尿，应注意与乳糜尿鉴别：尿中的乳糜微粒未形成球状结合时，镜下不能观察到；而脂肪尿中的脂肪小滴，呈圆形且具有强折光性。

【**实验讨论**】

1. 本实验有哪些关键环节？如何控制？

2. 本实验阳性结果可见于哪些疾病？

实验十二　尿绒毛膜促性腺激素定性检查

【实验目的】掌握尿液人绒毛膜促性腺激素的胶体金检查方法、原理及注意事项。

【实验原理】胶体金法人绒毛膜促性腺激素（hCG）检测试剂采用双抗体夹心一步法技术，其中一种抗 hCG 抗体固定在硝酸纤维素膜上，另一种抗 hCG 抗体结合在金溶胶颗粒表面。检测时，将干燥的硝酸纤维素膜试带一端浸入尿液中一定时间后取出，使尿液中 hCG 先与胶体金标记的抗 hCG 抗体结合，由于毛细管作用，当移动至膜上固定有抗体的区域（检测线处）时，形成"抗体 –hCG– 金标抗体"的夹心复合物，检测条上呈现 2 条紫红色或红色条带为阳性。

【实验材料】

1. 试剂　胶体金早早孕检测条。

2. 标本　新鲜尿液。

【实验操作】

1. 复温试带　将检测用的检测条在室温平衡后取出。

2. 插入检测条　将检测条标有箭头的一端插入待检尿液标本中，插入深度不能超过标记线（MAX），至少 5s 后取出平放于干净平整的台面上，或者平放在尿杯口等待判断结果。

3. 结果观察　应在 5min 内肉眼观察呈色结果，10min 后判读无效。

4. 结果判定　见图 6-12-1。

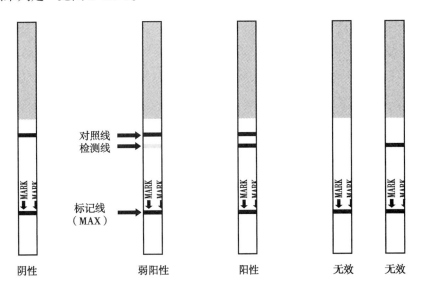

图 6-12-1　单克隆抗体胶体金标记免疫层析法结果判断

阳性：在检测线位置及对照线位置各出现一条紫红色线。

弱阳性：检测条上对照线为紫红色，检测线为浅红色。

阴性：仅在对照线位置出现一条紫红色线。

无效：检测条无紫红色反应线出现，或仅在检测线位置出现一条紫红色线，表明实验失败或者检测条失效。

【参考区间】非妊娠期健康女性：阴性；妊娠期健康女性：阳性。

【注意事项】

1. 尿液收集应使用一次性尿杯或洁净容器，以晨尿为佳。

2. 标本储存 如尿液不能及时送检，可置于4℃冰箱保存48小时，长期保存需冷冻于 −20℃，忌反复冻融。测试前注意复温。

3. 个别hCG含量高的尿液标本会出现钩状效应（后带现象）而显假阴性。

4. 不宜使用有严重蛋白尿、菌尿、血尿的标本，以防干扰结果。

5. 检测时，检测条插入尿液的深度不可超过MAX标记线。

6. 不同试剂盒的检测方法有差异，以配套说明书为准。

【实验讨论】

1. 尿液hCG检测为何以晨尿为佳？

2. 如何保证胶体金法检测尿液hCG的质量？

3. 胶体金法检测尿液hCG结果阴性表示可以排除怀孕，阳性表示一定是怀孕，这种说法是否正确？为什么？

（彭永正）

第七章 尿液分析仪检验

实验一 尿液干化学分析仪检查

【实验目的】掌握尿液干化学分析仪使用方法。

【实验原理】尿液中化学物质与干化学试带上检测模块的试剂发生颜色反应,呈色的深浅与尿液中相应物质的浓度呈正相关,常用尿液干化学试带测试项目原理见表 7-1-1。将试带置于尿液分析仪的检测槽,各模块依次受到仪器特定光源照射,颜色及其深浅不同,对光的吸收反射也不同。颜色越深吸收率越高,反射率越小。仪器的球面积分仪将不同强度的反射光转换为相应的电信号,电流强度与反射光强度呈正相关,结合空白和参考模块经计算机处理校正为测定值,最后以定性和半定量的方式报告检测结果。

表 7-1-1 常用尿液干化学试带测试项目原理

参数	英文缩写	反应原理
尿胆原	URO	醛反应或重氮反应法
胆红素	BIL	偶氮反应法
酮体	KET	亚硝基铁氰化钠法
亚硝酸盐	NIT	Griess 法
隐血	BLD	类过氧化物酶法
白细胞	LEU	中性粒细胞酯酶法
蛋白质	PRO	pH 指示剂蛋白质误差法
葡萄糖	GLU	葡萄糖氧化酶法
pH	pH	酸碱指示剂法
比重	SG	多聚电解质离子解离法
维生素 C	VitC	吲哚酚法

【实验材料】

1. 器材 尿液干化学分析仪。

2. 试剂

(1)尿质控液(含低浓度和高浓度):可自行配制或购买商品化试剂。

（2）尿液干化学试带。

3. **标本**　新鲜尿液 10ml。

【**实验操作**】

1. **开启电源**　仪器开始自检过程,自检无误后进入测试状态。

2. **校正仪器**　部分仪器开机后虽会自动校正,但仍应每天坚持用仪器随机所带的校正带标示结果是否一致,只有完全一致才能说明该仪器处于正常运转状态。

3. **检测质控尿液**　使用质控尿液进行室内质控,确定是在控范围内才能开始进行样本检测。

4. **混匀尿液**　试管中尿液充分混匀,避免细胞下沉。

5. **浸湿试带**　将多联尿液干化学试带完全浸入尿液 1~2s,立即取出。取出时沿试管壁沥去多余尿液,必要时用滤纸吸去。

6. **检测试带**　将多联试带置于干化学尿液分析仪检测槽内,启动测试键,仪器完成扫描试剂模块过程,打印出结果。

7. **判断结果**　结合临床情况分析测定结果,必要时进行确证试验。

8. **报告结果**　综合干化学结果和确证试验结果发出相应报告。

【**参考区间**】尿液干化学试带法分析结果的参考区间见表 7-1-2。

表 7-1-2　尿液干化学试带法分析参考区间

项目	参考区间	项目	参考区间
pH	随机尿:pH4.5~8.0	酮体	阴性
比重	随机尿 1.003~1.030*	亚硝酸盐	阴性
蛋白质	阴性	隐血或红细胞	阴性
葡萄糖	阴性	白细胞	阴性
胆红素	阴性	维生素 C	阴性
尿胆原	阴性或弱阳性		

* 晨尿 >1.020;新生儿:1.002~1.004

【**注意事项**】

1. 仪器的最佳工作温度一般为 20~25℃,试纸条检测槽保持清洁和无尿渍污物残留,保证测试光路无污物和灰尘阻挡。

2. 试带从冷藏冰箱取出后,应使温度平衡至室温再打开筒盖。每次只取出所需要量的试带,并立即盖好筒盖。多余试带不得放回原容器,更不能合并多筒试带。试带如有颜色变异均应弃用。

3. 应使用"高值"和"低值"2 个浓度水平的质控尿液进行室内质控。任一模块阳性质控品测定结果不能为阴性,阴性质控品测定结果不能为阳性,阳性结果与靶值允许有 1 个定性等级的差异,超过此范围即为失控。

4. 使用一次性洁净尿液容器,防止非尿液成分混入。标本收集后,应在 2 小时内完成测试。

5. 尿液干化学分析仪是一种筛查仪器,当检测结果有异常时,应选择适当的确证实验进行验证。尿蛋白的确证试验为磺基水杨酸法;尿葡萄糖的确证试验为葡萄糖氧化酶定量法;尿胆红素的确证试验为 Harrison 法;尿白细胞、红细胞的确证试验为尿沉渣显微镜检查法。

【实验讨论】

1. 请分析干化学法检测蛋白质出现假阴性和假阳性的影响因素。

2. 请分析干化学法检测红细胞、白细胞、亚硝酸盐的影响因素。

实验二　自动尿液有形成分分析仪检查

【**实验目的**】熟悉自动尿液有形成分分析仪的原理、测定项目。

【**实验原理**】

1. 显微数码图像分析技术尿液有形成分分析仪原理　尿液标本以离心或自然沉淀的方法使得有形成分静止并停留在一个专用计数池内,利用机器视觉技术自动显微镜影像分析原理,对尿液有形成分进行检测。仪器首先通过自动调节清晰度、光照等,实现最佳的视觉环境,然后采用自动聚焦技术,通过精密控制及定位跟踪,在低倍、高视野下智能采集实景图。根据目标的特征参数,通过图像处理识别软件对有形成分进行识别及分类计数,操作人员可对仪器拍摄的镜下实景图像在屏幕上进行人工审核及修改,最终提供镜下实景图及图文并茂的检验报告。

2. 层流式 – 显微数码图像分析技术尿液有形成分分析仪原理　采用平板鞘流技术,样本进入流动室时,同时注射泵推动鞘液进入流动池,使样本在鞘液的包裹下以单层细胞的厚度在流动池的薄层结构处流经物镜镜头前,仪器采用高速频闪光源,对运动中的有形成分连续摄影,每个检测样品由数码相机拍摄 650 幅含有有形成分的图像。结合数字成像和自动颗粒识别分析技术(APR 软件),将每幅图像中的单个粒子的影像进行分离,提取其形态学特征,通过大小、对比度、形状、质地与自动识别系统中的模型进行多图像、多方位比对,从而达到粒子的自动化识别。

3. 流式细胞技术尿液有形成分分析仪原理　结合半导体激光技术、鞘流技术和核酸荧光染色技术以及电阻抗原理,定量吸入的尿液中各种颗粒成分经荧光色素染色后,在鞘液的包围下通过喷嘴以单柱形式喷出,使每个有形成分沿中心竖轴线依次快速通过鞘液流动池。仪器检测单个颗粒的电阻抗变化并捕捉它们不同角度的荧光和散色光强度,综合这些信号来分析相应颗粒的大小、长度、体积和染色质多少等,得到尿液有形成分的直方图和散点图,并给出红细胞、白细胞、上皮细胞、管型和细菌等的散点图报告和定量报告。

【**实验材料**】

1. 仪器　显微数码图像分析技术尿液有形成分分析仪、层流式 – 显微数码图像分析技术尿液有形成分分析仪、流式细胞技术尿液有形成分分析仪,任一种类型。

2. 试剂

(1) 仪器配套的稀释液、鞘流液、染色液。

(2) 校准品及质控品。

3. 标本　新鲜尿液 10ml。

【**实验操作**】各种仪器操作步骤不尽相同,操作前应仔细阅读仪器说明书。

1. 开启电源　仪器开始自检,自检无误后进行液体本底测试,通过后进入测试状态。

2. 检测质控尿液　采用高低两个浓度水平的质控品进行质量控制,确定是在控范围内才能进行临床样本检测。

3. 检测标本　测试方式可选择自动或手动两种方式,具体操作按仪器说明书进行。

4. 报告结果 综合有形成分仪器分析结果和干化学仪器分析结果,筛选异常标本进行人工显微镜复查,最后给出定量参数、提示参数等报告。

【注意事项】

1. 仪器最佳工作温度为 20~25℃。

2. 尿液有形成分分析仪是一种筛查仪器,当结果异常或仪器报警时,应进行显微镜进行人工镜检复查。

【实验讨论】探讨不同原理、方法的有形成分分析仪结果的临床应用价值。

（唐 敏）

第八章 粪便和分泌物一般检验

实验一 粪便一般检查

一、理学检查

【实验目的】掌握不同病理性粪便标本留取要求和粪便理学检查的方法。

【实验原理】用肉眼观察粪便的颜色、性状以及有无寄生虫虫体和异物等。

【实验材料】

1. 器材　一次性带盖粪便标本盒、竹签。

2. 标本　新鲜粪便标本。

【实验操作】

1. 观察外观性状　打开装有粪便标本的一次性标本盒盖,仔细观察粪便的形状、硬度、颜色等理学性状,同时注意有无异常或病理成分,如黏液、脓血等。

2. 观察寄生虫虫体　必要时用竹签挑取粪便内、外多处进行肉眼认真观察,或将粪便过滤后再检查有无寄生虫。

【参考区间】

成人:黄褐色,成形柱状软便,无脓血、黏液及寄生虫虫体等病理成分。

婴儿:黄色或金黄色,稀软、糊状,无脓血、黏液及寄生虫等病理成分。

【注意事项】

1. 粪便标本盒必须是洁净、干燥、不渗漏、无吸水性的一次性有盖容器,并有明确的唯一标识。取粪便的竹签应干燥、洁净,长短适宜。

2. 粪便留取的量　一般为蚕豆大小(3~5g)的新鲜粪便即可,血吸虫毛蚴孵化应留不少于30.0g的新鲜粪便。

3. 用竹签选择挑取有脓、血、黏液等病理成分处蚕豆大小的新鲜粪便于一次性粪便标本盒内立即送检,如无病理成分,可从粪便内、外多处取材。但要注意粪便中不能混入其他杂质。观察阿米巴滋养体应取粪便脓血和稀软部分迅速送检,冬季需保温以防虫体死亡,导致检出率降低。

4. 由于粪便可能含有各种病原生物,故标本的采集、运送、检查和处理要符合实验室生物安全原则,要注意个人生物安全防护,使用过的物品要按照相应规范处理。

5. 应有标本送检、签收、拒收、生物安全处理等相关记录。

6. 生理状态下,粪便的形状、硬度、粗细、颜色、气味等性状可受食物的种类与性质的影响而发生改变,应注意与病理状态鉴别。

【实验讨论】

1. 粪便理学检查的注意事项有哪些?

2. 粪便理学检查中导致黏液、脓血、寄生虫虫体等病理成分检出率低的可能原因是什么?

二、显微镜检查

（一）直接涂片法

【实验目的】掌握粪便直接涂片显微镜镜检的方法。熟悉粪便中各种病理成分的镜下形态特点。了解常见植物细胞、植物纤维、植物种子、花粉的识别和鉴别。

【实验原理】用生理盐水与粪便混合后涂成薄片,利用显微镜放大成像的原理,在显微镜下对粪便中各种细胞、真菌、寄生虫卵、食物残渣、结晶等有形成分进行辨识。

【实验材料】

1. 器材　显微镜、竹签、载玻片、封片用盖玻片、一次性带盖粪便标本盒。

2. 试剂　生理盐水、苏丹Ⅲ溶液（将 1~2g 苏丹Ⅲ溶于 100ml 70% 乙醇溶液）、碘液、冰乙酸等。

3. 标本　消化道有关疾病患者的新鲜粪便标本。

【实验操作】

1. 制作标本涂片　取生理盐水 1~2 滴于洁净的载玻片上,用竹签挑取适量外观异常可疑部分的粪便于上述载玻片,与盐水均匀混合制成为载玻片 2/3 面积的薄涂片（厚度以能透视纸上字迹为宜）,加封片用的盖玻片。

2. 观察低倍视野　用低倍视野观察全片有无虫卵、原虫滋养体、包囊、脂肪滴等各种可疑成分。

3. 观察高倍视野　用高倍视野对疑似虫卵、包囊、滋养体及脂肪滴的成分进行鉴别。

4. 观察细胞成分　高倍视野下仔细观察有无红细胞、白细胞、巨噬细胞、上皮细胞等病理成分,观察其形态、结构及数量,至少检查 10 个视野。

5. 报告结果方式

（1）寄生虫虫卵、原虫滋养体、包囊等以"检出"或"未检出"方式报告,如检出两种以上时,均应报告,并注明该虫卵数量,以低倍视野或高倍视野计算。

（2）细胞应写明名称,以最低数 ~ 最高数 /HP、平均值 /HP 等方式报告。

（3）脂肪滴以脂肪滴个数 /HP 报告。

（4）霍乱弧菌以制动试验阴性或阳性报告。

【参考区间】

正常粪便标本应符合下列特征:

1. 粪便中无红细胞,无或偶见白细胞、巨噬细胞和上皮细胞。

2. 真菌极少见。无寄生虫卵、原虫滋养体和包囊。

3. 可见少量食物残渣,淀粉颗粒偶见,脂肪小滴少见。

4. 可见多种少量结晶,如磷酸盐、草酸钙、碳酸钙结晶。

5. 可见较多正常菌群,其中阳性球菌和阴性杆菌比例大约为 1∶10

【注意事项】

1. 标本采集后应立即送检,以免因 pH 及消化酶等影响导致有形成分分解破坏。特别是检查阿米巴滋养体时,应于排便后立即采样送检,冬季注意保温。

2. 涂片检查一般应于接收标本后 1 小时内完成检查。应挑取粪便有脓、血、黏液等外观异常的可疑部分;如无可疑之处,可从粪便内、外多处取材涂片。

3. 涂片应均匀,厚度以能透视纸上字迹为宜;如检查寄生虫虫卵、包囊、滋养体和幼虫等,应涂厚片镜检,如疑似为寄生虫感染,可制备多张涂片进行检查,以提高检出率;镜检时应盖上盖玻片,以免污染物镜。

4. 涂片观察顺序 镜检时必须遵循由上至下、由左至右的规律进行观察,避免重复或遗漏。先低倍视野观察全片,检查虫卵、原虫滋养体、包囊、脂肪及寄生虫幼虫等各种可疑成分,如查见可疑虫卵、包囊、滋养体时,需用高倍视野进行鉴别。同时还应注意有无肌纤维、弹性纤维、结缔组织、淀粉颗粒、脂肪小滴等,如大量出现则提示消化不良或胰腺外分泌功能不全。再换高倍视野检查红细胞、白细胞、巨噬细胞、上皮细胞等病理成分,至少观察 10 个视野。

5. 有形成分的鉴别 ①粪便中的人体细胞及感染的寄生虫虫卵、原虫滋养体、包囊等应注意与植物细胞、植物纤维、植物种子、花粉等鉴别,必要时用瑞氏染色或碘液染色鉴别;②对疑似有病理性成分,但生理盐水涂片镜检又不能确认的标本,应根据其疑似病理成分的不同采用不同方法进一步进行确认,如红细胞、真菌孢子和脂肪微粒无法鉴别时,可采用加稀乙酸和苏丹 III 进行鉴别。

6. 检查寄生虫虫卵应注意 ①蛲虫卵:在晚 12 时或清晨排便前由肛门四周用透明胶带或浸泡生理盐水的棉拭子拭取标本,立即送镜检;②原虫和某些蠕虫有周期性排卵现象,对疑为寄生虫感染又未检出寄生虫虫体或虫卵者,应连续送检 3 天,以免漏诊。

【实验讨论】

1. 粪便显微镜检查中如何鉴别红细胞、白细胞、吞噬细胞与植物细胞、植物纤维等?

2. 粪便显微镜检查中如何进行寄生虫虫卵、原虫滋养体、包囊与植物种子、花粉等鉴别?

（二）虫卵及包囊浮聚法

【实验目的】熟悉虫卵和包囊沉淀法和浮聚法的操作步骤。

【实验原理】

1. 沉淀法 密度较大的原虫包囊或虫卵可沉积于水底,有助于提高检出率。

2. 浮聚法 密度较小的钩虫卵和某些原虫包囊,采用密度大的液体,使虫卵或原虫包囊上浮集中于液体表面,收集后镜检,从而提高检出率。

【实验材料】

1. 器材 竹签、纱布、离心管、玻棒、小烧杯、一次性吸管、显微镜、载玻片、橡皮塞。

2. 试剂 蒸馏水、10% 甲醛、生理盐水、碘液、乙酸乙酯试剂、饱和盐水、33% 硫酸锌溶液等。

3. 标本 新鲜粪便标本。

【实验操作】

1. 沉淀法(以甲醛 - 乙酸乙酯沉淀法为例)

（1）制备标本悬液:用竹签将 1.0~1.5g 粪便加到含 10ml 甲醛液的离心管内,并混匀形成悬液,将悬液通过 2 层湿纱布直接过滤到另一离心管中,然后弃掉纱布,补充 10% 甲醛到 10ml。

（2）震荡混匀标本：震荡、分层标本加入 3.0ml 乙酸乙酯，塞上橡皮塞，混匀后，剧烈振荡 10 秒。除去橡皮塞，将离心管放入离心机，以 1500rpm，离心 2~3min。取出离心管，内容物分为 4 层：从上往下依次为乙酸乙酯、脂性碎片层、甲醛层和沉淀物层。

（3）留取底层沉淀：将上面 3 层液体一次吸出，再将试管倒置至少 5 秒使管内液体流出后，将剩余的沉淀物层混匀，用一次性吸管吸取 1 滴混匀液涂片检查（必要时需加 1 滴生理盐水），也可用碘液染色制片。

（4）观察沉淀物：先以低倍视野检查，再用高倍视野鉴别，观察整个沉淀物涂片。

2. 浮聚法（以饱和盐水浮聚法为例）

（1）准备标本：取蚕豆大小粪便 1 份，放于小烧杯内，先加入少量饱和盐水，用玻棒将粪便充分混合。

（2）制作镜检浮聚物：再加入饱和盐水至液面略高于瓶口，以不溢出为止。用洁净载玻片覆盖瓶口，静置 15min 后，平执载玻片向上提，迅速翻转后镜检。

【参考区间】阴性。

【注意事项】

1. 甲醛 - 乙酸乙酯沉淀法对布氏嗜碘阿米巴包囊、蓝氏贾第鞭毛虫包囊和微小膜壳绦虫卵等的检查效果较差。

2. 饱和盐水浮聚法不适于检查吸虫卵和原虫包囊。

【实验讨论】沉淀法和浮聚法各有什么样的优缺点？

实验二 隐 血 试 验

一、邻联甲苯胺法

【实验目的】掌握化学法(邻联甲苯胺法)粪便隐血试验的方法。

【实验原理】血红蛋白中的亚铁血红素有类似过氧化物酶的活性,能催化 H_2O_2 作为电子受体使色原物邻联甲苯胺氧化显色,显色的深浅可近似反映血红蛋白(出血量)的多少。本法中邻联甲苯胺氧化成邻甲偶氮苯而显蓝色。

【实验材料】

1. 器材 一次性有盖粪便盒、竹签、试管或白瓷板。

2. 试剂 3%(V/V)过氧化氢、10g/L 邻联甲苯胺冰乙酸溶液(取邻联甲苯胺 1.0g,溶于冰乙酸及无水乙醇各 50ml 的混合液中。

3. 标本 消化道出血患者的新鲜粪便。

【实验操作】

1. 准备标本 用竹签挑取少量粪便置于试管中或白瓷板上。

2. 加入试剂 滴加 10g/L 邻联甲苯胺冰乙酸溶液 2~3 滴,然后滴加等量的 3% 过氧化氢溶液。

3. 观察结果 立即观察结果出现蓝色为阳性,蓝色深浅与出血量有一定相关性。

【参考区间】阴性。

【注意事项】

1. 检查前三天内必须禁食动物肉、血、肝及富含叶绿素食物、铁剂、中药,以免产生假阳性。标本应新鲜送检,及时检查,以免降低检出率。

2. 检查前需询问病史,齿龈出血、鼻出血或月经血等混入可导致假阳性;大量服用维生素 C 或具有还原作用的药物可引起假阴性。

3. 试验所用器材要求不能含有铁、铜等物,更不能有血液或脓液污染,以免导致假阳性。试管、玻片、滴管等应加热处理,以破坏污染的过氧化物酶。

4. 注意所用试剂质量 ① 3%H_2O_2 不稳定,使用前需新鲜配制,长时间放置可使反应减弱,导致假阴性,试验前应验证是否有效。方法:在新鲜的血涂片上滴加 3%H_2O_2,如产生足量泡沫表示该试剂有效。②邻联甲苯胺溶液应置棕色瓶内保存于 4℃冰箱,可用 8~12 周,若由微黄色变为深褐色,应重新配制。

5. 严格遵守试验操作规程,控制反应时间,试验应做阳性和阴性对照。

【实验讨论】

1. 化学法粪便隐血试验的实验原理是什么?

2. 造成粪便化学法隐血试验假阳性和假阴性的原因分别可能有哪些?

二、单克隆抗体胶体金法

【实验目的】掌握粪便隐血试验单克隆抗体胶体金法的方法。

【实验原理】胶体金是由氯化金和枸橼酸合成的胶体物质,呈紫红色。胶体金与羊抗人血红蛋白单克隆抗体(羊抗人 Hb 单抗)和鼠 IgG 吸附在特制的乙酸纤维膜上,形成一种有标记抗体的胶体金物质,再在检测条的上端涂上包被羊抗人 Hb 多抗和羊抗鼠 IgG 抗体。将检测条浸入粪便悬液中,其中若有 Hb 将通过层析作用沿着检测条上行,在上行过程中与胶体金标记羊抗人 Hb 单抗结合,待行至羊抗人 Hb 多抗体线时,形成胶体金标记抗人 Hb 单抗–Hb–羊抗人 Hb 多抗复合物,在检测条上显现 1 条紫红色线(被检测标本阳性);检测条上无关的胶体金标记鼠 IgG 随粪悬液上行至羊抗鼠 IgG 处时,与之结合形成另 1 条紫红色线,为试剂质控对照线。

【实验材料】

1. 器材　一次性粪便盒、竹签、一次性小塑料杯、小试管。

2. 试剂　单克隆抗体胶体金粪便隐血检测条、蒸馏水。

3. 标本　消化道出血患者的新鲜粪便。

【实验操作】

1. 制作标本悬液　取洁净小试管 1 支加入 0.5ml 蒸馏水,加入火柴头大小粪便(约 0.05~0.1g)调成混悬液。

2. 检测标本　将检测条反应端浸入混悬液中,按说明书要求时间观察检查结果。

3. 观察结果　检测区和质控区均出现紫红色线为阳性,仅质控区出现紫红色线为阴性。检测区和质控区均不出现紫红色线为试剂条失效。

【参考区间】阴性。

【注意事项】

1. 可导致假阳性结果的情况　①生理情况下胃肠道每天排出血液 0.5~1.5ml/24h,个别可达 3ml/24h。长跑运动员平均可达 4ml/24h。服用阿司匹林 2.5g,即可引起消化道出血 2~5ml/24h。此类情况下该法粪隐血可呈阳性。②健康人或某些患者服用刺激胃肠道药物后可造成假阳性。

2. 可导致假阴性结果的情况　①检测条保存不当、失效或直接使用低温(15℃以下)保存的标本进行试验,可出现假阴性结果。②消化道出血常具有间断性,故必要时连续检查三次,以免漏检。③粪便在高温、潮湿、放置过久的情况下,血红蛋白被细菌分解,可造成假阴性。④抗原、抗体比例不合适时可出现假阴性。如消化道大量出血时,粪便中血红蛋白浓度过高,即抗原过剩。粪便标本外观明显呈柏油样,隐血试验却为阴性反应,应考虑假阴性可能,此为后带现象。此时应将标本再稀释 50~100 倍,重复此方法或用化学法复检。

3. 本法只能作为筛查或辅助诊断,不能替代胃镜、直肠镜、内镜和 X 线检查。

4. 上消化道出血患者有时因血红蛋白经肠道消化酶降解变性而不具有原来的反应原性,故此法主要用于检测下消化道出血。

【实验讨论】

1. 单克隆抗体胶体金法检查粪便隐血的原理是什么?

2. 造成单克隆抗体胶体金法粪便隐血试验假阳性和假阴性的可能原因分别有哪些?

(郭　翀)

实验三　精液一般检查

一、精液理学检查

【实验目的】掌握精液理学检查的内容和方法。

【实验原理】观察精液颜色、透明度、液化时间和黏稠度,测定液化精液酸碱度和精液量。

【实验材料】

1. 器材　广口带刻度量杯、37℃温箱、玻璃棒、巴斯德滴管、精密 pH 试纸(pH6.0~10.0)或 pH 计、计时器。

2. 标本　新鲜精液。

【实验操作】

1. 观察外观　肉眼观察精液颜色与透明度,并记录。颜色以灰白色、乳白色、淡黄色、黄色、棕色、鲜红色或暗红色等报告;透明度以透明、半透明或不透明报告。

2. 记录液化时间　精液标本采集后立即观察其凝固性,然后置于 37℃温箱内,每 5min~10min 检查一次,记录精液由胶冻状转变为自由流动状所需要的时间,以液化时间 ××min 报告。不液化或液化不完全的标本,报告时应注明"未液化"或"未完全液化"。

3. 测量精液量　将精液标本直接采集到一个广口带刻度的量杯中,直接从刻度上读取全部液化精液的体积(精确到 0.1ml),以 ×.×ml 报告。

4. 检测黏稠度

（1）滴管法:精液全部液化后,用巴斯德滴管吸取液化精液,让精液借助重力滴落,观察拉丝长度,以精液拉丝长度 ×cm 报告。

（2）直接玻棒法:用玻璃棒直接挑起液化精液,观察有无拉丝及拉丝长度,以精液拉丝长度 ×cm 报告。直接玻棒法精液黏稠度分级与评价见表 8-3-1。

表 8-3-1　直接玻棒法精液黏稠度的分级与评价

分级	评价
Ⅰ级	30min 精液基本液化,玻璃棒提拉精液呈丝状黏稠丝
Ⅱ级	60min 精液不液化,玻璃棒提拉可见粗大黏稠丝,涂片有较明显黏稠感
Ⅲ级	24h 精液不液化,难以用玻璃棒提拉起精液,黏稠性很高,涂片困难

5. 检测酸碱度　用精密 pH 试纸或 pH 计测定液化精液的酸碱度,以 pH×.× 报告。

【参考区间】

1. 外观　正常液化精液标本为均质性、灰白色。精子浓度非常低时,精液略显透明。久未射精者可呈淡黄色。

2. 液化时间　射精后精液立即凝固，呈半固体凝胶状，60min 内完全液化。若液化时间超过 60min 考虑为异常。正常液化的精液可含有不液化的胶冻状颗粒，不表明任何临床意义。

3. 精液量　一次排精量 1.5~6.8ml。

4. 黏稠度　呈水样，形成不连续小滴，拉丝长度 <2cm。

5. 酸碱度　pH7.2~8.0，平均 7.8。

【注意事项】

1. 精液标本采集前应禁欲 2~7 天。如需多次采集标本，每次采集前禁欲天数应保持一致。最好在 3 个月内进行 2 次以上的精液检查，方能得出较准确的结果。连续 2 次检查间隔时间应大于 7 天，但不超过 3 周。

2. 用清洁干燥、广口、带刻度的玻璃或塑料容器收集全部的精液，不宜用乳胶避孕套收集精液。应将精液全部送检。如标本不完整，应在检测报告中注明，且应重新采集标本检测。

3. 立即送检，标本送至实验室时间不要超过 60min，温度保持在 20~37℃。精液放置时间过长会影响 pH 测定结果，应在排精后 60min 内完成精液 pH 测定。

【实验讨论】

1. 精液标本采集和运送过程中哪些因素可影响其检查结果的准确性？应怎样控制？

2. 精液理学检查的项目有哪些？

二、精子活动率和活动力检查

【实验目的】掌握精子活动率、活动力的检查方法和注意事项。

【实验原理】精液液化后，取混匀的精液滴于载玻片上，显微镜下观察活动精子占精子总数的比例，计算精子活动率；观察精子前向运动的能力，评价精子活动力。

【实验材料】

1. 器材　滴管、载玻片、盖玻片、显微镜。

2. 标本　已液化精液。

【实验操作】

1. 测定精子活动率　取混匀的液化精液 1 滴于载玻片上，加盖玻片静置片刻，×200 或 ×400 倍镜视野下观察至少 200 个精子，计数有尾部活动的精子，计算其百分率并报告。

2. 测定精子活动力　在检查精子活动率同时，按 WHO 推荐的精子活动力分级标准，连续观察 5 个视野，对至少 200 个精子进行分级。首先计数前向运动（PR）精子，然后在同一个视野内计数非前向运动（NP）和不活动（IM）精子，计算各级活动力精子的百分率。精子活动力判断标准见表 8-3-2。

表 8-3-2　精子活动力判断标准

精子活动力	判断标准
前向运动（PR）	精子主动地呈直线或沿一大圆周运动，不管其速度如何
非前向运动（NP）	所有其他非前向运动的形式，如以小圆周泳动，尾部动力几乎不能驱使头部移动，或者只能观察到尾部摆动
不活动（IM）	没有运动

【参考区间】

1. 精子活动率　排精后60min内,精子活动率为80%~90%,至少>60%。

2. 精子活动力　排精后60min内,精子总活动力(PR+NP)≥40%,前向运动(PR)≥32%。

【注意事项】

1. 精子活动率、活动力可受时间、温度、精液液化程度等因素影响,时间过长、温度过低,均会使检查结果降低。

2. 标本液化后,最好尽快检测精子活力,应在排精后60min内检测,以防止脱水、pH值或温度变化对精子活力的影响。应充分混匀精液标本,混匀后立即取样,以免精子沉降影响取样代表性。

3. 精子活动情况宜在保温镜台上进行检查。室温过低时应将标本放入37℃温箱温育后再镜检,标本孵育和检查温度宜保持相同。

4. 标本干涸也会使精子活动力降低。为防止标本干涸对精子活力观察的影响,应在距离盖玻片边缘至少5mm的区域观察精子。

5. 观察、分析精子活动率和活动力的先后次序为:首先计数前向运动精子,接下来计数非前向运动精子,最后计数不活动的精子。避免既计数先前存在的精子,又计数了在评估过程中游入视野的精子,导致活动精子计数结果偏高。

【实验讨论】为保证精子活动率和活动力检查的准确性和重复性,应注意哪些环节?

三、精子存活率检查

【实验目的】掌握精子存活率的检查方法。

【实验原理】活精子的细胞膜能阻止伊红Y、台盼蓝等染液进入细胞内,故不被染色。精子死亡后,细胞膜完整性受损,失去屏障作用而易于着色。对精子进行体外活体染色,观察活精子所占精子总数的比例,计算精子存活率。

【实验材料】

1. 器材　滤纸、量筒、滴管、小试管、载玻片、盖玻片、显微镜。

2. 试剂

(1)5g/L伊红Y染液:伊红Y5.0g,加生理盐水至1000ml。

(2)伊红-苯胺黑染液:将0.67g伊红Y(颜色指数45380)和0.9g NaCl溶解在100ml纯水中,稍微加热。将10g苯胺黑(颜色指数50420)加入已配好的100ml伊红Y溶液中,混匀后煮沸,冷却至室温,用滤纸过滤溶液,除去残渣和凝胶状沉淀物,密闭于暗色玻璃瓶中。

3. 标本　已液化精液。

【实验操作】

1. 伊红染色法测定精子存活率　取混匀的精液和5g/L伊红Y染液各1滴于载玻片上,混匀,加盖玻片静置30s后×200或×400倍镜视野下观察,活精子头部呈白色或淡粉红色,死精子头部呈红色和暗粉红色。计数200个精子中的活精子数,计算精子存活率。

2. 伊红-苯胺黑染色法测定精子存活率　取混匀的精液和伊红-苯胺黑染液各1滴于小试管中,混匀,30s后取悬液在载玻片上制成涂片,自然干燥后×1000倍油浸镜视野下观察,活精子头部呈白色或淡粉红色,死精子头部呈红色或暗粉红色。计数 200 个精子中的活精子数,计算精子存活率。

【参考区间】精子存活率 ≥ 58%。

【注意事项】

1. 精液标本液化后,最好尽快检测精子存活率,应在排精后 1 小时内检测,以防止脱水或温度变化对精子存活率的影响。

2. 如果仅颈部区域染色,头部的其余区域未染色,则考虑为"颈部膜渗漏",这些精子应被评估为活精子。

【实验讨论】简述精子活动率、活动力和存活率下降与男性生育能力和生殖系统疾病的关系。

四、精子计数

【实验目的】掌握精子计数的方法和注意事项。

【实验原理】精子稀释液中的碳酸氢钠破坏精液的黏稠性、甲醛固定精子,同时定量稀释精液标本。取稀释、混匀的精液充入计数池内,显微镜下计数一定范围内的精子数,换算成每升精液中的精子数。

【实验材料】

1. 器材　0.5ml 或 1ml 刻度吸管、洗耳球、小试管、微量吸管、带孔乳胶吸头、干脱脂棉、改良 Neubauer 计数板、盖玻片、显微镜。

2. 试剂　精子稀释液:碳酸氢钠 5g,40% 甲醛 1ml,加蒸馏水至 100ml,待完全溶解过滤后使用。

3. 标本　已液化精液。

【实验操作】

1. 稀释精液　取精子稀释液 0.38ml 加入小试管内,再取混匀已液化精液 20μl 加入稀释液中,混匀。

2. 充池　取混匀已稀释好的精液充入计数池内,静置 1~2min。

3. 计数精子　以精子头部为准, ×200 或 ×400 倍镜视野下计数中央大方格内四角及中央 5 个中方格内的精子数。

4. 计算结果　精子数 $/L = N \times 5 \times 10 \times 20 \times 10^6/L = N \times 10^9/L$

$$精子总数 = 精子数 /L \times 精液量(ml) \times 10^{-3}$$

式中:

N:5 个中方格内的精子数;

×5:将 5 个中方格内的精子数换算成 1 个大方格内的精子数;

×10:将 1 个大方格内的精子数换算成 1μl 稀释液内的精子数;

×20:精液的稀释倍数;

$×10^6$:以微升为单位的数值换算为以升为单位的数值。

【参考区间】精子计数: $\geq 15 \times 10^9/L$;精子总数: $\geq 39 \times 10^6/$ 每次射精。

【注意事项】

1. 精液标本应完全液化,吸取精液前应混匀标本。

2. 如常规检查未发现精子,应将精液标本离心后(3000g 离心 15min)取沉淀物再次涂片检查,若 2 张玻片均未观察到精子,则报告"无精子"。

3. 为减少取样误差,必须计数足够数量的精子。最好同一份标本重复 2 次稀释和计数,至少计数 400 个精子,每个重复标本至少计数 200 个精子,以达到可接受的较低取样误差。太少的精子用于计数,将会得出不可信的结果,对诊断和治疗产生影响。精子计数变异较大,最好在 3 个月内进行 2 次以上的精液检查,方能得出较准确的结果。连续 2 次检查间隔时间应大于 7 天,但不超过 3 周。

4. 计数时以精子头部为基准,仅计数完整的精子(有头部和尾部),对有缺陷(无头或无尾)的精子,若数量较多时应单独计数并说明。

5. 如果每个视野中精子数目太少,则应降低稀释倍数或扩大计数范围。如中央大方格每个中方格内精子少于 10 个,应计数所有 25 个中方格内的精子数;如中央大方格每个中方格内的精子数为 10~40 个,应计数 10 或 20 个中方格内的精子数;如中央大方格每个中方格内的精子数多于 40 个,应计数 5 个中方格内的精子数。如果每个视野中有很多精子重叠,则应增大稀释倍数。

【实验讨论】为保证精子计数结果的准确性和重复性,应注意哪些环节?

五、精子形态检查

【实验目的】掌握精子形态检查的方法,达到能辨认正常和各种异常精子形态。

【实验原理】

1. 湿片法   精子计数后,用高倍视野或相差显微镜直接观察精子形态。

2. 染色法   取液化精液涂片,经改良巴氏染色、瑞-吉染色、Shorr 染色或 Diff-Quik 染色,油浸镜视野下观察 200 个精子,计算形态正常和异常精子的百分率。以下介绍改良巴氏染色法。

【实验材料】

1. 器材   载玻片、推玻片、显微镜。

2. 试剂

(1)95% 乙醇、香柏油。

(2)巴氏染色液:有商品化染色液,也可自行配制。巴氏染色液包括:EA50,橙黄 G6,无乙酸的 Harris's 苏木精,Scott's 自来水替代液,酸性乙醇溶液等。

3. 标本   已液化精液。

【实验操作】

1. 制备涂片   取 5~10μl 混匀的精液于载玻片一端,采用推片法制片(用推玻片沿载玻片表面拖拉精液滴制成涂片),在空气中干燥。

2. 固定涂片   将涂片浸入 95% 乙醇中固定至少 15min。

3. 改良巴氏染色   涂片固定后,按步骤浸入以下溶液中进行染色:80% 乙醇,30s →50% 乙醇,30s →纯水,30s → Harris's 苏木精,4min →纯水,30s →酸性乙醇,浸 4~8 次→冷流水冲洗,5min → Scott's 液(如果冷流水处理效果不佳)→ 50% 乙醇,30s → 80% 乙醇,30s → 95% 乙醇,至少 15min →橙黄 G6,1min → 95% 乙醇,30s → 95% 乙醇,30s → 95% 乙醇,30s → EA-50,1min → 95% 乙醇,30s → 95% 乙醇,30s → 100% 乙醇,15s → 100% 乙醇,15s → 封片。

4. 显微镜观察   巴氏染色后精子头部顶体区染成浅蓝色,顶体后区域染成深蓝色。中段略呈红色,尾部染成蓝色或浅红色。×1000 倍油浸镜视野下计数至少 200 个精子,报告正常和异常形态精子的百分率。

5. 结果判断

(1)正常精子:在评估精子正常形态时,应采用以下严格标准:精子形似蝌蚪,长约 60μm,由头、颈、中段、主段和末段组成。由于在光学显微镜下很难观察到精子末段,因此可认为精子是由头和尾组成。只有头和尾都正常的精子才认为是正常的。

正常精子各部分形态为:①头部:光滑,轮廓规则,大体上呈椭圆形;顶体清晰可辨,占头部的 40%~70%,顶体区没有大的空泡,小空泡不超过 2 个,空泡大小不超过头部的 20%,顶体后区不含空泡。②中段:细长、规则,约与头部等长。中段主轴应与头部长轴成一条直线。胞质小滴小于精子头部的 1/3,当残留胞质过量、超过精子头大小的 1/3 时,应认为异常。③主段:均一,比中段细,长约 45μm(约为头部长度的 10 倍),尾部可能有弯曲但没有显示鞭毛折断的锐利折角。

(2)异常精子:所有处于临界形态的精子均应认为是异常形态。

异常精子形态主要有:①头部缺陷:大头、小头、锥形头、梨形头、圆头、无定形头、有空泡头(空泡超过 2 个,或者空泡超过头部大小的 20%,或者顶体后区有空泡)、双头、顶体过小或过大(小于头部的 40%,或大于头部的 70%)等。②颈段和中段缺陷:颈部弯曲、中段非对称地接在头部、中段增粗、变细、不规则、锐角弯曲或分支等。过量残留胞浆,胞浆大小超过精子头部的三分之一。③主段缺陷:短尾、多尾、发卡形尾、尾部断裂、尾部宽度不规则、尾部卷曲、锐角弯曲等。

【参考区间】正常形态精子 ≥ 4%。

【注意事项】

1. 精液液化后才能制片,涂片制备厚薄要适宜。如果精子浓度 <2×10⁹/L,应将标本 600g 离心 10min,去除大部分上清后,取精子重悬液涂片检查,但此时精子浓度不宜超过 50×10⁹/L。对于碎片过多或黏稠的精液标本,可用生理盐水洗涤后,用巴斯德吸管平推,将 5~10μl 的精子混悬液均匀地涂在载玻片上。

2. 制备精液涂片时,使用推玻片在精液滴的前面“拖”制涂片,而不要用玻片在精液滴的后面“推”制涂片。

3. 评估精子正常形态时应采用严格标准,只有头、颈、中段和主段都正常的精子才正常,所有处于临界形态的精子均列为异常。

4. 衰老的精子体部也可膨大并有被膜,不宜列入异形精子。同一精子若有多种异常同时存在时,应先记录头部异常,其次记录颈和中段异常,最后记录尾部异常。

5. 显微镜观察精子形态时,注意有无红细胞、白细胞、上皮细胞和肿瘤细胞。同时还要注意观察有无未成熟的生殖细胞,即生精细胞。如发现未成熟的生殖细胞,应计数 200 个生殖细胞(包括精子),计算未成熟生殖细胞的百分率。

6. 精液中的非精子细胞包括来源于泌尿生殖道的上皮细胞、白细胞和不成熟的生精细胞,其中后两者统称为“圆细胞”。圆细胞总数可以反映出炎症的严重性或精子发生状态。正常精液中的白细胞主要是中性粒细胞,其数量 <1×10⁹/L(正甲苯胺蓝过氧化酶染色)。

7. 精液内可能含有致病微生物,需按潜在生物危害物质处理。标本用毕后将盛有标本的刻度管及时浸入 0.1%(1g/L)次氯酸钠或类似消毒剂中过夜处理,每天由实验室授权人员及时清理、清洗、高压蒸汽灭菌、烘干后继续使用。

【实验讨论】

1. 简述正常精子的形态特点,异常精子形态包括哪些类型?

2. 精液显微镜检查的主要内容是什么?

实验四　计算机辅助精液分析

【实验目的】熟悉计算机辅助精液分析的原理和分析参数

【实验原理】计算机辅助精子分析系统利用计算机视频技术和图像处理技术,通过摄像机与显微镜连接,对显微镜下精子的运动图像和静态图像进行连续拍摄并输入计算机,计算机内的精子质量分析软件根据设定的精子大小和灰度、精子运动位移及精子运动的有关参数,对采集到的图像进行动态分析处理,得出精子密度、活力、活动率和运动轨迹等有关参数。

【实验材料】

1. 器材　计算机辅助精液分析系统:显微镜、CCD 摄像系统、计算机分析处理系统、恒温装置、监视器、打印机、计数板、微量吸管等。

2. 标本　已液化精液。

【实验操作】

1. 开机　接通电源,打开计算机辅助精液分析系统。将精子计数板预热至37℃。

2. 输入信息　在精子质量分析软件中输入待检者信息及精液理学检查结果。

3. 加精液及预温　取混匀的已液化精液 1 滴加于预热的精子计数板上,37℃保温 2min 后置于显微镜载物台上。

4. 分析

（1）点击“活动显示”菜单,调节显微镜焦距,精子运动实时图像即可通过摄像头传入计算机,在显示器上显示出来。

（2）点击“计算分析”菜单,系统进入自动分析状态,图像显示区内给出活动的精子分割图像。

5. 分析结果　计算机辅助精液分析系统分析的参数主要分为 3 类:

（1）运动精子密度:前向运动精子密度(前向运动精子密度/L)、活动率、前向运动率。

（2）精子活动参数:①曲线速度(VCL):也称轨迹速度,指精子头部沿实际行走曲线的运动速度;②平均路径速度(VAP):精子头沿其空间轨迹移动的时间平均速度;③直线运动速度(VSL):也称前向运动速度,指精子头在开始检测时的位置与最后所处位置之间的直线运动的时间平均速度;④鞭打频率(BCF):也称摆动频率(鞭打次数/秒),指精子头部曲线轨迹跨越其平均路径轨迹的时间平均速度。

（3）精子运动方式参数:①直线性(LIN):也称线性度,指精子运动曲线轨迹的直线性,即 VSL/VCL;②前向性(STR):空间平均路径的直线性,即 VSL/VAP;③精子头侧摆幅度(ALH):精子头沿其空间平均轨迹侧摆的幅度,以侧摆的最大值或平均值表示;④摆动性(WOB):精子头沿其实际运动轨迹的空间平均路径摆动尺度,即 VAP/VCL;⑤平均移动角度(MAD):精子头沿其运动轨迹瞬间转折角度的时间平均绝对值。

6. 打印报告　分析结束后,根据需要打印出分析结果。精液分析报告单见表8-4-1。

表 8-4-1　精液分析报告单

精液分析报告单				
病人姓名：	×××　年龄：	25	科别：	门诊
标本号：	16634　禁欲天数：	5	取精日期：	年－月－日

精液理化特征				
精液外观：	乳白	精液量（ml）：	8.0	气味：	腥
稀释比：	0	液化时间：	55min 完全液化	黏稠度：	I 级
pH 值：	7.5	室温（℃）：	25	凝集度：	1 级

精液检测结果					
精子密度（百万 /ml）：	56.5		曲线速度 VCL（μm/s）：		74.3
精子活率 %（a+b+c）：	60.9%		直线速度 VSL（μm/s）：		28.5
精子活力 %（a+b）：	52.7%		平均速度 VAP（μm/s）：		42.1
快速前向运动 %（a 级）：	26.9%		线性指数 LIN%：		38.3
慢速前向运动 %（b 级）：	25.8%		直线指数 STR%：		67.6
非前向运动 %（c 级）：	8.2%		振动指数 WOB%：		56.7
极慢或者不动 %（d 级）：	39.1%		头部侧向平均振幅 ALH（μm）：		3.7
			鞭打频率 BCF（Hz）：		8.3
头部畸形：	28%	颈部畸形：	6%	尾部畸形：	9%
正常精子形态率：　57%					
圆细胞浓度（百万 /ml）：	1.0		白细胞：	0~5/HP	
红细胞：	/HP	上皮细胞：	/HP	磷脂小体：	++

WHO 参考值			
精液量：	>1.5ml	精子活力：	a 级 ≥ 25% 或 a 级 +b 级 ≥ 50%
酸碱度：	7.2~8.0	精子活率：	>60%
精子密度：	$\geq 15 \times 10^6$/ml	正常形态率：	≥ 4%
检测日期：	年－月－日	检测时间：	时 : 分 : 秒　检测医师：×××

【注意事项】

1. 计算机辅助精液分析系统对测量精子密度有一定局限性，在（20~50）×10⁹/L 范围内检测结果较理想；精子密度过高，标本应适当稀释，一般用同源精浆或特殊稀释液（加入牛血清白蛋白 0.3g/L 和葡萄糖 1g/L）稀释，防止因标本稀释造成的精子运动改变；精子密度过低时，应多选几个视野采样。

2. 由于精液标本的多样性，检测系统参数设置应根据实际情况而变化。检测时先进行预测,通过"菜单"来调整参数,待系统参数调整合适后,再进行正式检测。

3. 严格按《计算机辅助精液分析系统标准操作规程》进行操作。

【实验讨论】

1. 计算机辅助精液分析的原理是什么?

2. 讨论计算机辅助精液分析的方法学评价。

（谢婷婷）

实验五　前列腺液一般检查

一、理学检查

【实验目的】掌握前列腺液理学检查的内容和方法。

【实验原理】通过理学检查方法对新鲜前列腺液进行检查,观察其颜色、性状和pH值的变化。

【实验材料】

1. 器材　精密pH试纸、载玻片。

2. 标本　新鲜前列腺液。

【实验操作】

1. 观察外观　取新鲜前列腺液1滴于载玻片上,肉眼观察其颜色和性状。

2. 测定pH　用精密pH试纸蘸取前列腺液,并与标准比色板进行比对,并记录其pH。

【参考区间】淡乳白色,有蛋白光泽;稀薄;pH6.3~6.5。

【注意事项】

1. 检查前3天内应避免性生活。

2. 采集标本时,应弃去尿道流出的第一滴液体。

3. 疑为前列腺结核、肿瘤、急性炎症且压痛明显者,前列腺按摩时应慎重。

4. 标本采集后立即送检,以免干涸。

5. 颜色根据肉眼观察所见的乳白色、黄色、淡红色等情况如实报告;性状根据肉眼观察所见的稀薄、黏稠等情况如实报告;若黏稠时,注意有无脓块等。

【实验讨论】

前列腺液理学检查有何临床意义?

二、显微镜检查

【实验目的】掌握前列腺液显微镜检查的方法和内容。

【实验原理】前列腺液经涂片后,在显微镜下观察其有形成分的种类和数量。

【实验材料】

1. 器材　载玻片、盖玻片、显微镜。

2. 试剂　乙醚乙醇固定液(乙醚49.5ml、95%乙醇49.5ml、冰乙酸1ml混匀,备用)、瑞－吉染液、革兰染液、H–E染液或巴氏染液。

3. 标本　新鲜前列腺液。

【实验操作】

1. 直接涂片法

(1)制备涂片:将1滴新鲜前列腺液滴于载玻片上,加盖玻片。

(2)观察涂片:先低倍镜下观察涂片及有形成分的分布情况,再用高倍镜至少观察

10 个视野内的有形成分的种类、形态和数量。

（3）判断结果：卵磷脂小体按下列标准判断：

（+）：卵磷脂小体平均占高倍镜 1/4 视野

（++）：卵磷脂小体平均占高倍镜 1/2 视野

（+++）：卵磷脂小体平均占高倍镜 3/4 视野

（++++）：高倍镜下卵磷脂小体满视野均匀分布

标本中细胞等有形成分等按"尿液细胞"判断标准进行判断。

（4）报告结果：卵磷脂小体按"+~++++"方式报告，若未发现卵磷脂小体则报告为"未见卵磷脂小体"；白细胞、红细胞、上皮细胞报告方式与尿液相同；发现精子应报告。

2. 涂片染色法

（1）固定涂片：将常规制备的前列腺液涂片，干燥后置于乙醚乙醇固定液中固定 10min。

（2）染色涂片：固定后取出晾干，根据不同检查目的，进行相应染色。

（3）观察涂片：先低倍镜观察全片，再用高倍镜观察各种有形成分及其形态变化，并报告。

【参考区间】卵磷脂小体：满视野 /HP；白细胞：<10 个 /HP；红细胞：偶见，<5 个 /HP；前列腺颗粒细胞：≤ 1 个 /HP。

【注意事项】

1. 涂片应均匀，厚薄适宜。

2. 先用低倍镜浏览全片，再转换高倍镜，至少应观察 10 个以上的高倍镜视野。

3. 室温较高时应注意观察速度，防止前列腺液干涸。

4. 镜检时，若发现精子、上皮细胞等其他有形成分应如实报告。直接涂片法发现较大、形态异常的细胞应进行 H-E 染色或巴氏染色检查，防止漏检肿瘤细胞。

5. 若一次采集前列腺液失败或检查结果阴性而临床指征明确者，可隔 3~5 天后复查。

6. 其他注意事项与一般性状检查相同。

【实验讨论】前列腺液显微镜检查有何临床意义？

（李树平）

实验六　阴道分泌物一般检查

一、理学检查

【实验目的】掌握阴道分泌物理学检查的内容和方法。

【实验原理】通过感官检查阴道分泌物颜色、性状、气味,精密 pH 试纸检测 pH 值等方法对阴道分泌物进行理学检查。

【实验材料】

1. 器材　洁净玻片、洁净试管、消毒棉拭子、精密 pH 试纸（ 范围: 3.8~5.4 ）。

2. 试剂　生理盐水。

3. 标本　新鲜阴道分泌物。

【实验操作】

1. 观察颜色　观察阴道分泌物的颜色,颜色以无色、红色、黄色 / 黄绿色、灰白色、乳白色等描述并报告。

2. 判断性状　使用棉签挑动阴道分泌物,观察其性状,以无色黏液性、脓性、泡沫状、血性、水样、豆腐渣样、奶油样等描述并报告。

3. 判断气味　对阴道分泌物气味进行辨别,以无味、鱼腥臭味、恶臭味、腥臭味等描述并报告。

4. 检测 pH　使用精密 pH 试纸检测阴道分泌物,记录 pH 值并报告。

【参考区间】无色 / 白色稀稠状;无气味;pH: 3.8~4.5。

【注意事项】

1. 标本采集前,停用干扰检查的药物。

2. 检查前 24 小时内禁止盆浴、性交、局部用药及阴道灌洗等。

3. 月经期不宜进行阴道分泌物检查。

4. 标本采集容器、器材和载玻片要清洁干燥,不含任何化学物质和润滑剂,生理盐水要新鲜。

5. 标本采集后要防止污染。

6. 根据不同的检查目的选择合适的取材部位。一般采用盐水浸湿的棉拭子自阴道深部或阴道后穹窿部、子宫颈管口等处取材,并立即送检。

二、显微镜检查

【实验目的】掌握阴道分泌物显微镜检查的内容和方法。

【实验原理】

1. 湿片法　使用显微镜对阴道分泌物的湿片进行检查,观察其清洁度、结晶及有无阴道毛滴虫、真菌、线索细胞等有形成分。

2. 染色法　对阴道分泌物的涂片进行染色（一般为革兰染色）,显微镜下判断清洁度,观察阴道细菌、数量、比例,有无阴道毛滴虫、真菌、线索细胞、革兰阴性双球菌等有形成分。

【实验材料】

1. 器材　洁净玻片、洁净试管、消毒棉拭子、洁净盖玻片、普通光学显微镜。
2. 试剂　生理盐水、10%KOH 溶液、革兰染液。
3. 标本　新鲜阴道分泌物。

【实验操作】

(一) 湿片法

1. 制备湿片　阴道分泌物直接涂片或加少量生理盐水混合后均匀涂片,加盖玻片。
2. 观察标本　按照低倍镜检查→高倍镜检查→加 10%KOH 液→低倍镜检查→高倍镜检查程序进行涂片观察。
3. 判断阴道清洁度　利用显微镜对阴道分泌物湿片进行检查,观察阴道分泌物中乳酸杆菌、上皮细胞、白细胞和杂菌的数量,按照阴道分泌物清洁度的标准(表 8-6-1)来判断阴道清洁度,并以" Ⅰ ~ Ⅳ"度方式报告结果。

表 8-6-1　阴道清洁度判定表

清洁度	杆菌	球菌	上皮细胞	白细胞(或脓细胞)
Ⅰ	多	—	满视野	0~5 个 /HP
Ⅱ	中	少	1/2 视野	5~15 个 /HP
Ⅲ	少	多	少量	15~30 个 /HP
Ⅳ	—	大量	—	>30 个 /HP

4. 辨别病原体　观察有无阴道毛滴虫、真菌、线索细胞和其他病原体,若有发现应在报告单显示。
5. 观察线索细胞　线索细胞为阴道脱落的鳞状上皮细胞黏附有大量加德纳菌和厌氧菌,使细胞边缘呈锯齿状、细胞核模糊不清、表面粗糙,有许多大小不等有斑点和大量细小颗粒。当阳性时报告发现线索细胞。
6. 观察结晶　取宫颈管的分泌物直接涂于玻片上,自然烘干,低倍镜视野观察,按照羊齿状结晶分型的标准(表 8-6-2)来判断,并以" Ⅰ ~ Ⅴ"型方式报告结果。

表 8-6-2　羊齿状结晶的分型的标准

分型	羊齿状结晶结构
Ⅰ型(+++)	典型结晶。典型的羊齿状结晶,有三级分支,晶体主干粗硬垂直,分支垂直密而长。
Ⅱ型(++)	较典型结晶。分支短而少,有二级或不典型三级分支,晶体主干粗,晶柱与分支间不互相垂直。
Ⅲ型(+)	不典型结晶。结晶细小,分支少,仅有一级分支或分支不全,似金鱼草状或苔状,晶体散在分布。
Ⅳ型(±)	椭圆体。椭圆形体或梭形体,长轴顺一方向排列,比白细胞大 2~3 倍,稍窄,透明而折光。
Ⅴ型(-)	无结晶。仅有上皮细胞,有不成形的黏液。

（二）染色法

1. 准备标本　取阴道分泌物涂在载玻片上,以95%乙醇固定,然后进行革兰染色。

2. 观察标本　按照低倍镜检查→高倍镜检查→油镜检查程序进行涂片观察。

3. 判断阴道清洁度　检查内容、清洁度判断标准、报告方式等参考湿片法。

4. 辨别病原体　显微镜观察、分辨阴道分泌物中是否存在滴虫、真菌假菌丝、芽生孢子、孢子、革兰阴性双球菌并报告等。

（1）真菌　油镜观察下可发现真菌卵圆形孢子、芽生孢子或管状的假菌丝,革兰染色阳性。当镜检发现芽生孢子或假菌丝时,应报告为发现真菌。

（2）滴虫　革兰染色阳性,较白细胞略大,形态不规则,内有食物泡,周边有大量的白细胞或上皮细胞碎片,报告发现滴虫。

（3）革兰阴性双球菌　油镜检查发现肾形或咖啡豆状,凹面相对,存在于中性粒细胞胞质之内,或散在于白细胞之外的革兰阴性双球菌,报告发现革兰阴性双球菌。

5. 判断 Nugent 评分　Nugent 评分是国际通用的较准确诊断细菌性阴道病的方法。Nugent 评分 0~3 分,为正常;4~6 分,诊断中间型 BV;≥ 7 分,诊断 BV,具体评分标准见表 8-6-3。

表 8-6-3　Nugent 评分标准

积分	乳酸杆菌	阴道加特纳菌和普雷沃菌	动弯杆菌
0	++++	0	—
1	+++	+	+ 或 ++
2	++	++	+++ 或 ++++
3	+	+++	—
4	0	++++	—

注:0:油镜视野未见细菌;1+:<1个细菌/油镜视野(此为平均数);++:1~4个细菌/油镜视野;+++:5~30个细菌/油镜视野;++++:>30个细菌/油镜视野;– 无此项

6. 计数白细胞　阴道分泌物中白细胞在滴虫阴道炎、子宫颈炎及盆腔炎时常常升高,一般认为阴道分泌物白细胞计数 >10 个 / 高倍视野时提示可能存在上述炎症。

7. 观察线索细胞　同湿片法。

【参考区间】清洁度 Ⅰ ~ Ⅱ度,滴虫、真菌、革兰阴性双球菌、致病菌、线索细胞和特殊细胞均为阴性;Nugent 评分 0~3 分;白细胞计数 ≤ 10 个 / 高倍视野;结晶检查:参考区间不适用。

【注意事项】

1. 涂片前应先混匀标本,涂片时均匀平铺,避免聚集成滴状。

2. 先用低倍镜观察全片,选择薄厚适宜的区域,再用高倍镜检查,必要时使用油镜检查。滴虫、真菌必须在高倍镜下确认,革兰阴性双球菌和其他细菌的检测必须在油镜下确认。

3. 观察细菌时光线应略暗,并反复调节细螺旋,检查时应观察足够多的视野,对有形成分较少或量较少的标本,应扩大观察视野。

4. 临床症状阳性而湿片检查结果阴性时,应作瑞－吉或革兰染色,一次阴性不能排除诊断。

5. 每次染色时应同时用已知的革兰阳性菌和阴性菌进行对照试验,以检查染色液的质量。

6. 检查革兰阴性双球菌和阴道毛滴虫时,冬天送检标本应注意保暖;湿片检查阴道毛滴虫时要注意保持制片温度在37℃左右。

7. 检测所用的所有试剂和器材必须是在有效期内。

8. 检查羊齿状结晶时,必须避开阴道口的阴道分泌物的污染,采取宫颈管的分泌物。

【实验讨论】

1. 阴道分泌物的颜色、性状、气味、pH 值有哪些异常改变? 其临床意义是什么?

2. 阴道分泌物湿片法和染色法检查内容分别是什么? 阴道分泌物的清洁度分几级? 清洁度的分级标准是什么?

3. 阴道分泌物标本中真菌、滴虫、线索细胞和革兰阴性双球菌在显微镜下的形态特征如何?

实验七 阴道分泌物其他检查

一、胺试验

【实验目的】掌握胺试验检查方法。

【实验原理】细菌性阴道病患者的阴道分泌物中存在大量的厌氧菌的代谢产物腐胺、尸胺和三甲胺等胺类物质,故在这些阴道分泌物中加 10% KOH 溶液时,胺通过氢氧化钾碱化后挥发出来,出现鱼腥臭气味,即胺试验阳性。

【实验材料】

1. 器材 洁净玻片、洁净试管、消毒棉拭子。

2. 试剂 10% KOH 溶液。

3. 标本 新鲜阴道分泌物。

【实验操作】先在玻片上涂上 1~2 滴阴道分泌物,再滴上 1 滴 10%KOH 溶液,混合后发出鱼腥臭味的为胺试验阳性,无气味的为阴性。

【参考区间】阴性。

【注意事项】

1. 标本采集必须严格按照阴道分泌物的采集要求进行。

2. 10%KOH 溶液必须在有效期内。

二、唾液酸苷酶实验

【实验目的】掌握唾液酸苷酶实验检测方法。

【实验原理】阴道中的加德纳菌和其他一些厌氧菌分泌产生唾液酸苷酶,采用唾液酸苷酶水解其特异性底物,生成物在相应显色液的作用下呈现紫色或蓝紫色,呈色深度与唾液酸苷酶活性呈正比,临床主要用于快速检查细菌性阴道病的指标。

【实验材料】

1. 器材 洁净试管、消毒棉拭子、37℃恒温器。

2. 试剂 唾液酸苷酶检测试剂盒(有些厂家商品名为:细菌性阴道炎检测试剂盒)。

3. 标本 新鲜阴道分泌物。

【实验操作】

1. 准备试剂 从冰箱取出试剂复温至室温。

2. 准备标本 将含阴道分泌物的棉拭子插入 BV 检测管中转动数次并混匀。

3. 孵育标本 将带有棉拭子的 BV 检测管置于 37℃温浴 10min。

4. 显色观察 加入 2 滴 BV 显色液于带有棉拭子的 BV 检测管中,混匀,立即观察颜色变化。

5. 判断结果 紫色或蓝紫色为阳性,浅蓝色为弱阳性,无色或淡黄色为阴性。

【参考区间】阴性。

【注意事项】

1. 标本采集必须严格按照阴道分泌物的采集要求进行,注意盛装标本的试管不能添加生理盐水,否则标本会被稀释,可能造成假阴性。

2. 标本不能有血液污染,因红细胞中含有唾液酸苷酶,可能会出现假阳性。

3. 检测试剂必须在有效期内。

4. 实验前认真阅读试剂说明书的操作步骤及注意事项。

5. 不同的唾液酸苷酶检测试剂盒,其检测原理和操作步骤可能会有所差异,具体以所使用的检测试剂盒的使用说明书要求为准。

三、白细胞酯酶

【实验目的】 掌握阴道分泌物白细胞酯酶实验检测方法。

【实验原理】 阴道炎症时,阴道分泌物中白细胞酯酶活性明显升高,白细胞酯酶水解特异性底物,生成物在氧存在的条件下呈蓝色,呈色深度与白细胞酯酶活性呈正比。

【实验材料】

1. 器材　洁净试管、消毒棉拭子、37℃恒温器。

2. 试剂　白细胞酯酶实验试剂盒。

3. 标本　新鲜阴道分泌物。

【实验操作】

1. 准备试剂　取出试剂复温至室温。

2. 检测标本　将含阴道分泌物的棉拭子插入软试管中,把处理好的样本滴加到检测卡的白细胞酯酶反应孔上,将检测卡置于恒温仪器37℃温浴20min。

3. 观察结果　蓝色为阳性,颜色无变化为阴性。

【参考区间】 阴性。

【注意事项】 标本不能有血液污染,因白细胞中含有白细胞酯酶,可能会出现假阳性。其他注意事项同唾液酸苷酶实验。

四、脯氨酸氨基肽酶实验

【实验目的】 掌握阴道分泌物脯氨酸氨基肽酶实验检测方法。

【实验原理】 脯氨酸氨基肽酶会水解特异性底物,生成物在终止液作用下呈红色或褐色,呈色深度与脯氨酸氨基肽酶活性呈正比。阴道分泌物脯氨基酸氨基肽酶可用于检测真菌性阴道炎和厌氧菌感染的阴道炎。

【实验材料】

1. 器材　洁净试管、消毒棉拭子。

2. 试剂　脯氨酸氨基肽酶实验试剂盒。

3. 标本　新鲜阴道分泌物。

【实验操作】

1. 准备试剂　从冰箱取出试剂复温至室温。

2. 准备标本　将含阴道分泌物的棉拭子插入软试管中,手工滴加样本处理液到软试管,反复挤压棉签,使样本溢出。

3. 检测标本　把处理好的样本滴加到检测卡的脯氨酸氨基肽酶反应孔上,置于恒温仪器上37℃恒温器中温浴20min后取出板卡,在脯氨酸氨基肽酶孔中加1滴①号终止液。10秒钟后,在脯氨酸氨基肽酶孔以及空白对照孔中各加1滴②号终止液。

4. 判断结果 红色或褐色为阳性,颜色无变化为阴性。

【参考区间】阴性。

【注意事项】

1. 标本采集必须严格按照阴道分泌物的采集要求进行,注意盛装标本的试管不能添加生理盐水,否则标本会被稀释,可能造成假阴性。

2. 检测试剂必须在有效期内。

五、α-N-乙酰氨基葡糖苷酶测定

【实验目的】掌握阴道分泌物α-N-乙酰氨基葡糖苷酶实验检测方法。

【实验原理】α-N-乙酰氨基葡糖苷酶水解特异性底物,在碱性条件下显黄色,当样本中含有此酶时,呈色深度与该酶活性呈正比。用于检测真菌性阴道炎和滴虫感染的阴道炎。

【实验材料】

1. 器材 洁净试管、消毒棉拭子。

2. 试剂 脯氨酸氨基肽酶实验试剂盒。

3. 标本 新鲜阴道分泌物。

【实验操作】

1. 准备试剂 从冰箱取出试剂复温至室温。

2. 准备标本 将含阴道分泌物的棉拭子插入软试管中,滴加样本处理液,反复挤压棉签,使样本溢出。

3. 检测标本 把处理好的样本滴加到检测卡的α-N-乙酰氨基葡糖苷酶反应孔,置于37℃恒温器中温浴20min后,在检测孔以及空白对照孔中各加1滴终止液。

4. 判断结果 黄色为阳性,颜色无变化为阴性。

【参考区间】阴性。

【注意事项】同脯氨酸氨基肽酶实验。

【实验讨论】

1. 胺实验的检测原理是什么? 有什么临床意义?

2. 唾液酸苷酶实验的检测原理是什么? 有什么临床意义? 检测时注意事项有哪些?

3. 白细胞酯酶实验的检测原理是什么? 检测时应注意哪些事项?

4. 脯氨酸氨基肽酶实验的检测原理是什么? 有什么临床意义? 检测时注意事项有哪些?

5. α-N-乙酰氨基葡糖苷酶实验的检测原理是什么? 有什么临床意义? 检测时注意事项有哪些?

（柯培锋）

实验八　痰液一般检查

一、理学检查

【实验目的】掌握痰液理学检查内容和方法。

【实验原理】用肉眼观察新鲜痰液的颜色、性状、寄生虫虫体和异物等。

【实验材料】

1. 器材　放大镜。

2. 标本　新鲜痰液。

【实验操作】

1. 肉眼观察

（1）观察颜色、性状：用竹签挑取新鲜痰液内、外多处，肉眼观察其颜色、性状。

（2）观察寄生虫虫体和异物：先观察整个痰液标本是否有寄生虫虫体和异物，再用竹签挑取新鲜可疑痰液涂成薄层，在黑色背景下用肉眼或放大镜观察有无寄生虫虫体和异物。

2. 报告结果

（1）颜色：分别以白色、灰白色、红色、棕红色、铁锈色、黄色、黄绿色、棕褐色（咖啡色）、灰黑色等如实报告所观察的结果。

（2）性状：分别以浆液性、黏液性、脓性混浊、浆液脓性、黏液脓性、血性等如实报告所观察的结果。

（3）寄生虫虫体和异物：以所见到的寄生虫虫体和异物等如实报告所观察的结果。

【参考区间】健康人一般有少量白色或灰白色黏液痰，无寄生虫虫体和异物等。

【注意事项】

1. 盛痰液标本的容器应干净、干燥、大小适宜、最好有盖、不吸水、不渗漏。

2. 痰液标本收集方法因检验目的不同而异，主要用自然咳法，即清晨让患者用清水反复漱口三次，用力咳出深部的痰。对无痰者可用加温 45℃ 左右的 10% 盐水雾化吸入；对幼儿痰液收集困难时，可用消毒棉拭子采集标本；对小儿可轻压脑骨柄上方，诱导咳痰；昏迷患者可于清理口腔后用负压吸引法吸取痰液。

3. 留取痰标本必须是从肺部咳出，不能混入唾液、鼻咽分泌物、食物、漱口水等。

4. 标本采集后必须立即送检，且一般应于 1 小时检验完毕，以免因 pH 及消化酶影响，使有形成分破坏及病原菌死亡而影响检验结果。若不能及时送检，可暂时冷藏保存，但不能超过 24 小时。

5. 痰液一般检查以清晨第一口痰标本最适宜。做细胞学检查以上午 9~10 时留痰为好。浓缩法找抗酸杆菌应留 24 小时痰液（不宜少于 5ml）送检，细菌学检查的标本应盛于灭菌、消毒封口的容器内，注意防止唾液、鼻咽分泌物中的杂菌污染。

6. 检查时，用竹签挑取新鲜痰液内、外多处，注意观察痰液中是否含有脓液、血液等成分。

7. 检验后要及时按要求处理好标本,注意生物污染和生物安全。

二、显微镜检查

【实验目的】掌握痰液显微镜检查方法和内容。

【实验原理】将痰液直接涂片或与生理盐水混合制成薄片,显微镜下观察其有形成分变化。

【实验材料】

1. 器材　载玻片、竹签、盖玻片、显微镜。

2. 试剂　生理盐水、抗酸染液、革兰染液、瑞－吉染液、H-E 染液或巴氏染液及相应固定液。

3. 标本　新鲜痰液。

【实验操作】

1. 直接涂片法

(1)制备涂片:取可疑部分痰液直接涂片或加少量生理盐水混合后,加盖玻片。

(2)观察涂片:先用低倍镜观察全片,再用高倍镜观察有无白细胞、红细胞、吞噬细胞、心力衰竭细胞、尘细胞、上皮细胞、结晶等有形成分。

(3)报告结果:①寄生虫虫卵、原虫滋养体和包囊的报告:未找到者注明"未找到寄生虫虫卵、原虫滋养体和包囊",并以最低～最高 /LPF 或平均值 /LPF 报告;②细胞的报告:未找到者注明"未发现异常细胞",发现异常细胞应写明细胞名称,并以最低～最高 /HP 或平均值 /HP 报告。

2. 涂片染色法

(1)制备和固定涂片:取可疑部分痰液直接涂片,用固定液固定 10min。

(2)染色标本:根据不同的检查目的,进行不同染色。

(3)观察涂片:先低倍镜观察全片,再用高倍镜观察各种有形成分及其形态变化,并报告。

【参考区间】正常情况下,痰液中无红细胞,可见少量上皮细胞、白细胞和肺泡巨噬细胞,无寄生虫虫卵及致病菌,无原虫滋养体和包囊等。

【注意事项】

1. 挑取标本中有脓液、血液等可疑部分进行检查,外观无异常时应从痰液内、外多处取材;涂片应均匀,厚薄适宜;正确熟练使用显微镜,转高倍镜时,注意勿使痰液污染镜头。

2. 先用低倍镜浏览全片,再用高倍镜检查,至少观察 10 个以上高倍镜视野。

3. 直接涂片发现较大、形态异常的细胞应进行 H-E 染色或巴氏染色检查,注意有无肿瘤细胞。

4. 直接涂片检查寄生虫卵、原虫滋养体或包囊一般可报告"找到"或"未找到"。涂片进行瑞－吉染色、H-E 染色或巴氏染色可报告"发现或未发现 ×× 癌细胞";革兰染色可报告"找到革兰 × 性 ×× 菌",最后确证时须经细菌培养和鉴定;抗酸染色可报告"抗酸杆菌阳性",用直接荧光抗体染色法,可提高抗酸杆菌检出率。

5. 痰液中可能含有多种病原生物,因此痰液检验时要注意个人生物安全防护,全部操作过程最好在生物安全柜中进行,用过的竹签、玻片、痰纸包等务必投入指定的容器内,集中处理,以确保生物安全。

6. 其他注意事项与一般性状检查相同。

【实验讨论】

1. 在留取痰液标本过程中,应注意哪些问题? 痰液的颜色及性状检查有何临床意义?

2. 痰液显微镜检查有何临床意义?

3. 某病人高度怀疑肺结核,但痰液显微镜检查中没有发现抗酸杆菌,请思考还有哪些方法可提高抗酸杆菌的检出率?

（李树平）

第九章 体腔液一般检验

实验一 脑脊液检验一般检查

一、理学检查

【实验目的】掌握脑脊液理学检查的内容和方法。

【实验原理】通过肉眼观察脑脊液的颜色、透明度及有无凝块、薄膜形成。

【实验材料】

1. 器材 小试管,滴管。

2. 标本 新鲜脑脊液。

【实验操作】

1. 观察颜色 肉眼观察脑脊液颜色,包括无色、乳白色、(淡)红色、(淡)黄色、褐色或绿色等。

2. 观察透明度 在纯色背景(通常为黑色)下肉眼观察脑脊液透明度,包括清晰透明、微浑、浑浊等。

3. 观察凝块或薄膜 轻轻倾斜试管内脑脊液,观察有无凝块或薄膜。对于无凝块或薄膜的脑脊液,室温放置 12~24h 后再次观察。

【参考区间】正常脑脊液为无色,清晰透明,无凝块或薄膜。

【注意事项】

1. 标本采集后应分装 3 支试管中,每支 1~2ml。第一支用于生化或免疫检查;第二支用于病原微生物检查;第三支用于理学及显微镜检查(参见《全国临床检验操作规程》第 4 版)。

2. 标本采集后应立即送检,1h 内及时检查。用于病原菌(如脑膜炎奈瑟氏菌)检查的标本要特别注意保温送检。细胞计数要尽快检查,以防标本凝固或细胞成团。

3. 肉眼观察时应该光线明亮,当标本颜色或透明度改变不明显时,应在明亮灯光下以黑色或白色做为背景仔细观察。

4. 观察凝块或薄膜时,若标本颜色或透明度影响判断,可用竹签轻轻挑动帮助辨别。

5. 怀疑为结核性脑膜炎时,应将标本在 2~4℃环境中放置 12~24h,再观察表面有无薄膜形成。

6. 血性标本应注意区别是穿刺损伤所致红色还是标本自身为红色,方法:对比三管脑脊液标本,若颜色逐渐变淡,离心后上清液逐渐透明为穿刺出血污染;若三管颜色无区别,离心后上清液呈黄色,隐血试验阳性,则为血性标本,疑为蛛网膜下腔出血或脑室出血。

7. 脑脊液标本应视为具有潜在感染风险之标本,操作过程应严格按照生物安全制度执行,注意自我防护。临床标本使用完毕后行高压灭菌处理再以医疗废弃物进行丢弃。

二、显微镜检查

【实验目的】掌握脑脊液显微镜细胞总数计数、有核细胞计数及分类计数的原理和方法。

【实验原理】

1. 细胞总数计数　将脑脊液直接或稀释一定倍数后充入改良牛鲍计数板,在显微镜低倍视野下计数一定范围内的细胞总数(包括有核细胞和成熟红细胞),经换算即可得出每升脑脊液中细胞总数。

2. 有核细胞计数　将脑脊液用冰乙酸溶解破坏红细胞或用白细胞稀释液稀释一定倍数后充入改良牛鲍计数板中,用显微镜低倍视野下计数一定范围内的有核细胞数(主要为白细胞),经换算即可得出每升脑脊液标本中有核细胞数。

3. 有核细胞分类计数　有核细胞计数后将低倍视野转换为高倍视野,依据有核细胞形态特征分别计数单个核细胞(包括淋巴细胞、单核细胞、内皮细胞)和多个核细胞(成熟粒细胞)两大类,或将标本离心取沉淀物制成涂片,经瑞氏染色或瑞-吉复合染色后,在油镜视野下分类计数。

【实验材料】

1. 器材　小试管,吸管,微量吸管,洗耳球,改良牛鲍计数板,显微镜,玻片,离心机等。

2. 试剂

(1)生理盐水或红细胞稀释液;

(2)冰乙酸或白细胞稀释液;

(3)瑞氏染色液或瑞-吉复合染色液。

【实验操作】

1. 细胞总数计数

(1)直接计数法(适用于清晰透明或微浑、细胞总数不高的脑脊液标本):①充入计数池,将标本混匀,用微量吸管吸取脑脊液,并直接充入改良牛鲍计数板的上下两个计数池内,静置2~3min。②计数细胞,低倍视野下计数2个计数池四角及中央共10个大方格内的细胞数。③换算细胞数量,细胞总数 $/L=N/10 \times 10 \times 10^6 = N \times 10^6/L$。

N:表示10个大方格内细胞总数。

/10:将10个大方格细胞总数换算成1个大方格细胞数。

×10:将1个大方格细胞数换算成1μl脑脊液内细胞数。

$\times 10^6$:以微升为单位的数值换算为以升为单位的数值。

(2)稀释计数法(适用于浑浊、细胞过多的脑脊液标本):①稀释标本,根据脑脊液的浑浊程度,细胞多少,用生理盐水或红细胞稀释液对标本进行一定倍数稀释。②充入计数池,将标本混匀,用微量吸管吸取稀释后的脑脊液,并直接充入改良牛鲍计数板的上下两个计数池内,静置2~3min。③计数细胞,低倍视野下计数2个计数池四角及中央共10个大方格内的细胞数。④换算细胞数量,细胞数 $/L=N/10 \times 10 \times$ 稀释倍数 $\times 10^6$。

N:表示10个大方格内细胞总数。

/10：将 10 个大方格细胞总数换算成 1 个大方格细胞数。

×10：将 1 个大方格细胞数换算成 1μl 脑脊液内细胞数。

×10^6：以微升为单位的数值换算为以升为单位的数值。

2. 有核细胞计数

（1）直接计数法（适用于清晰透明或微浑、细胞总数不高的脑脊液标本）

1）溶解红细胞：在小试管中加入冰乙酸 1~2 滴，转动试管，使内壁黏附少许冰乙酸后弃去多余的冰乙酸，滴加混匀的脑脊液标本 3~4 滴，混匀，静置数分钟使红细胞破坏；或者用微量吸管吸取冰乙酸后，尽可能全部吹出，仅使内壁黏附少许冰乙酸，再将混匀的脑脊液吸入微量吸管，轻压吸头，使脑脊液在微量吸管内来回轻微移动，放置数分钟，使红细胞溶解。

2）充入计数池：将标本混匀，用微量吸管吸取破坏红细胞后的脑脊液，并直接充入改良牛鲍计数板的上下两个计数池内，静置 2~3min。

3）计数细胞：低倍视野计数 2 个计数池四角及中央共 10 个大方格内的细胞数。

4）换算细胞数量：细胞数 /L=N/10 × 10 × 10^6=N × 10^6/L。

N：表示 10 个大方格内细胞总数。

/10：将 10 个大方格细胞总数换算成 1 个大方格细胞数。

×10：将 1 个大方格细胞数换算成 1μl 脑脊液内细胞数。

×10^6：以微升为单位的数值换算为以升为单位的数值。

（2）稀释计数法（适用于浑浊、有核细胞过多的脑脊液标本）

1）稀释、溶解红细胞：根据脑脊液的浑浊程度，有核细胞多少，用白细胞稀释液对标本进行一定倍数稀释，混匀，静置数分钟破坏红细胞。

2）充入计数池：将标本混匀，用微量吸管吸取稀释后的脑脊液，并直接充入改良牛鲍计数板的上下两个计数池内，静置 2~3min。

3）计数细胞：低倍视野下计数 2 个计数池四角及中央共 10 个大方格内的细胞数。

4）换算细胞数量：细胞数 /L=N/10 × 10 × 稀释倍数 × 10^6。

N：表示 10 个大方格内细胞总数。

/10：将 10 个大方格细胞总数换算成 1 个大方格细胞数。

×10：将 1 个大方格细胞数换算成 1μl 脑脊液内细胞数。

×10^6：以微升为单位的数值换算为以升为单位的数值。

3. 有核细胞分类计数

（1）直接分类法：有核细胞计数后，将低倍视野转为高倍视野，经过冰乙酸处理后有核细胞的核形清晰可辨，可直接根据细胞形态及细胞核特征进行分类，共计 100 个细胞，分别计数单个核细胞（包括淋巴细胞、单核细胞、内皮细胞）和多个核细胞（成熟粒细胞）的数量，结果以百分率报告。

（2）涂片染色法：若直接分类不易区别细胞或有核细胞数少于 30 个，可将脑脊液 1000r×5min 离心，取沉淀物 2 滴加正常血清 1 滴，混匀制成涂片，置室温或 37℃ 温箱待干，经瑞氏染色或瑞 – 吉复合染色后油镜下进行分类计数 100 个细胞。

【参考区间】

1. 细胞总数　正常脑脊液无红细胞，细胞总数即有核细胞数。成人：（0~8）× 10^6/L；儿童：（0~15）× 10^6/L；新生儿：（0~30）× 10^6/L。

2. 有核细胞分类计数

（1）直接分类法：主要是单个核细胞，以淋巴细胞及单核细胞（巨噬细胞）为主，两者之比约为 7 : 3，偶见内皮细胞。

（2）染色分类法：成人：淋巴细胞 40%~80%，单核细胞 15%~45%，中性粒细胞 0~6%；新生儿：淋巴细胞 5%~35%，单核细胞 50%~90%，中性粒细胞 0~8%。

【注意事项】

1. 标本采集后应及时送检，1h 内进行细胞计数，以免细胞变形、被破坏或因纤维蛋白原转变为纤维蛋白而凝固成块，影响细胞计数或分类计数。

2. 细胞计数应避免标本凝固，必要时可用 EDTA 抗凝剂抗凝。

3. 每一次充入计数池前应先轻摇混匀脑脊液标本，充池要一步到位，断续充池、充池不足、产生气泡、液体外溢、充好后移动盖玻片等均会导致细胞分布不均，影响计数准确性，均需要重新充池。

4. 细胞计数时，要注意鉴别白细胞、新型隐球菌及红细胞。脑脊液标本经白细胞稀释液或冰乙酸处理后，红细胞被溶解破坏，新型隐球菌维持原态不变，而白细胞的核、浆则更为明显。新型隐球菌经墨汁负染后在菌体外侧可见光晕样荚膜。

5. 有核细胞计数时，要尽量弃尽管内的冰乙酸，避免残留冰乙酸稀释脑脊液标本使细胞计数偏低。

6. 血性脑脊液有核细胞计数时要去除因混入血液带入的白细胞数。其校正方法为：先计数血液红细胞数、血液白细胞数、脑脊液有核细胞及细胞总数，代入如下校正公式：

$$有核细胞校正数 /L = 未校正有核细胞数 /L - \frac{脑脊液红细胞数 /L \times 血液白细胞数 /L}{血液红细胞数 /L}$$

7. 若脑脊液标本陈旧、细胞变形或数量太多时，不易区分细胞形态，应改为染色涂片分类法。

8. 有核细胞分类计数时，离心力不宜过大，转速以 1000r/min 为宜，以免破坏细胞形态，有条件可采用离心涂片机涂片。

9. 分类计数若结果不足 100 个，直接写出单个核细胞和多个核细胞具体个数；若有核细胞总数小于 30 个，可不做分类计数。

10. 染色涂片若发现内皮细胞、室管膜细胞，应计入分类百分比中；若发现较多皱缩或肿胀红细胞，应如实报告以利于临床判断是否陈旧性或新鲜出血；若发现分类不明细胞，应单独备注说明，如白血病细胞或肿瘤细胞。

三、蛋白定性检查

（一）潘迪试验

【实验目的】掌握脑脊液蛋白质定性检查的潘迪试验原理及方法。

【实验原理】脑脊液中球蛋白与饱和苯酚结合，形成不溶性蛋白质盐，产生白色浑浊或云雾状沉淀，浑浊程度与球蛋白含量相关。

【实验材料】

1. 器材　小试管，试管架，刻度吸管，洗耳球，滴管。

2. 试剂　饱和苯酚溶液：取纯苯酚 10ml，加蒸馏水至 100ml，充分混匀，置于 37℃温箱中数小时，见底层有苯酚析出，取上清液即为饱和苯酚溶液，避光保存于棕色瓶中。

3. 标本 新鲜脑脊液。

【实验操作】

1. 准备试剂 取小试管一支,加入饱和苯酚溶液 2ml。

2. 加入标本 用滴管垂直滴入脑脊液 1~2 滴。

3. 观察结果 立刻在明亮光线下,衬以黑色背景,观察有无白色浑浊或沉淀形成,并注意浑浊或沉淀的程度,再轻轻摇匀,重复观察。

4. 判断结果 见表 9-1-1。

表 9-1-1 潘迪试验结果判断标准

结果	观察现象
~	清晰透明,无颜色及浑浊度改变
±	微呈白雾状,在黑色背景下可见
+	灰白色云雾状
2+	白色浑浊或白色薄雾状沉淀
3+	白色絮状沉淀或白色浓雾状
4+	立即形成白色凝块状

【参考区间】正常脑脊液为阴性或弱阳性。

【注意事项】

1. 所用器材要清洁,否则易出现假阳性结果。

2. 苯酚不纯可引起假阳性。当室温低于 10℃时,应将苯酚试剂保存在 37℃温箱中,否则可致苯酚饱和度降低,出现假阴性结果。

3. 标本浑浊或穿刺出血,混入血浆蛋白或红细胞过多,会引起假阳性,须离心后取上清液进行检查,报告结果时应备注穿刺有出血。

4. 滴加脑脊液时,应垂直加入,不要倾斜,滴入后立即观察结果。

5. 本试验灵敏度高,部分正常人也可以出现弱阳性结果,可在正常脑脊液或配制与正常脑脊液基本成分相似的基础液中加入不同浓度的球蛋白作阳性对照。

6. 其他 同脑脊液理学检查。

(二) 硫酸铵试验

【实验目的】掌握脑脊液蛋白质定性检查的硫酸铵试验(罗 – 琼试验 Ross-Jonce's test 与诺 – 爱试验 Nonne-Apelt's test)原理及方法。

【实验原理】饱和硫酸铵溶液可以沉淀球蛋白,正常脑脊液内因球蛋白含量很少,加入饱和硫酸铵溶液后不会出现白色反应环,为阴性;当脑脊液中球蛋白含量,则可在两液交界处出现白色反应环,为阳性,此为罗 – 琼试验。去除球蛋白后,用乙酸煮沸法测定清蛋白此为诺 – 爱试验。

【实验材料】

1. 器材 小试管,试管架,刻度吸管,洗耳球,滴管。

2. 试剂

(1)饱和硫酸铵溶液:取硫酸铵 85.0g 加蒸馏水至 100ml;

（2）5% 乙酸溶液。

3. 标本　新鲜脑脊液。

【实验操作】

1. 准备试剂　取小试管一支,加入饱和硫酸铵溶液 0.5~1ml。

2. 加人标本　用滴管吸取脑脊液 0.5ml 沿管壁缓缓加入,勿摇动,3min 内观察两液交界处有无白色浑浊出现,此为罗－琼试验。

3. 混合标本　将两种液体振摇混合,3min 内再观察有无浑浊或沉淀,此为诺－爱试验Ⅰ相。

4. 过滤混合液　将上述混合液过滤,向滤液内滴加 5% 乙酸溶液少许,使其呈酸性,加热煮沸,3min 内观察有无沉淀,此为诺－爱试验Ⅱ相。

5. 判断结果

（1）罗－琼试验:两液面交接处出现白色反应环即为阳性,反之则为阴性。

（2）诺－爱试验Ⅰ相:出现白色浑浊或沉淀,表示脑脊液内球蛋白含量增高,若仍清晰或略呈微白色,视为阴性。

（3）诺－爱试验Ⅱ相:出现白色沉淀,即为阳性,表示脑脊液内清蛋白含量增高,若加酸加热煮沸后仍清晰,或呈轻微乳白色或微白色,均应视为阴性。

【参考区间】正常脑脊液为阴性或弱阳性。

【注意事项】

1. 硫酸铵不纯可导致假阳性结果。

2. 罗－琼试验加脑脊液时要沿管壁缓缓加入,加入后防止振荡和晃动。

3. 加乙酸量适宜,太多或太少可引起假阳性。

4. 其他　同潘迪试验。

【实验讨论】

1. 工作人员送检脑脊液标本做常规检查、生物化学、微生物检查时,忘记三管编号了,觉得都是同一个患者同一次采集的标本,随便怎么送都不影响检查结果,你觉得呢?

2. 脑脊液总数计数时,发现低倍视野下有不同的微白色球状物质,直径 6~20μm,可能是什么? 怎么鉴别?

3. 当前有很多血液自动分析仪均有体液模式,据说可以直接计数脑脊液、胸腹水等标本,你觉得脑脊液标本是否可以上机? 可或不可,均需说明理由。

4. 一脑脊液标本送常规检查结果示蛋白质定性阴性,而同时送生化测定的检查结果示脑脊液蛋白质含量增高,病人家属觉得结果相互矛盾,质问是否是哪个结果出错了,怎么解释?

（刘　文）

实验二　浆膜腔积液一般检查

一、理学检查

【实验目的】掌握浆膜腔积液理学检查的内容和方法。

【实验原理】因漏出液和渗出液产生机制不同,故其中所含的蛋白、细胞和细菌等物质的含量不同,导致积液的颜色、透明度和凝固性等有差异,可通过肉眼观察和试验方法区别。

【实验材料】

1. 器材

（1）试管、试管架。

（2）比重计、比重筒。

2. 标本　新鲜浆膜腔积液。

【实验操作】

1. 观察颜色　肉眼观察浆膜腔积液颜色并如实报告。漏出液通常呈淡黄色;由于病因不同,渗出液可呈深浅不同的红色、黄色、乳白色等颜色。

2. 观察透明度　轻摇标本,肉眼观察浆膜腔积液的透明度并如实报告。漏出液清晰透明或微浑;渗出液可呈不同的浊度,如"微浑""浑浊"。

3. 观察凝固性　倾斜试管,肉眼观察浆膜腔积液有无凝块形成,如实报告为"有凝块"或"无凝块"。

4. 测定比重　将充分混匀的浆膜腔积液缓慢倒入比重筒中,标本量以能悬浮起比重计为宜。将比重计轻轻放入比重筒中并加以捻转,待其静置并自由悬浮于浆膜腔积液中(勿使其接触比重筒壁),水平方向读取与液体凹面最低点相重合的比重计上的刻度数值。

【参考区间】

1. 外观　漏出液呈淡黄色,清晰透明,不凝固;渗出液呈深浅不同的红色、黄色、乳白色等颜色,不同程度的浑浊,可自行凝固或有凝块产生。

2. 比重　漏出液 <1.015;渗出液 >1.018。

【注意事项】

1. 保持器材洁净干燥,比重计刻度准确。使用比重计后应立即浸泡并清洗干净,以免蛋白质凝固影响比重计的准确性。若标本量少,可使用折射仪测定比重。

2. 为防止浆膜腔积液凝固,采集标本时应加入 100mg/mlEDTA 钠盐或钾盐抗凝,每0.1ml 抗凝剂可抗凝 6ml 标本;还需另留一管不加抗凝剂的标本,用以观察有无凝固现象。

3. 当标本外观改变不明显难以判断时,可借助灯光,在白色背景下观察颜色,在黑色背景下观察透明度。

二、浆膜腔积液显微镜检查

【实验目的】掌握浆膜腔积液细胞计数及分类的方法。

【实验原理】

1. 细胞总数计数 将浆膜腔积液直接或稀释一定倍数后充入改良牛鲍计数板,在显微镜低倍视野下计数一定范围内的细胞总数(包括有核细胞和成熟红细胞),经换算即可得出每升浆膜腔积液中细胞总数。

2. 有核细胞计数 将浆膜腔积液用冰乙酸溶解破坏红细胞或用白细胞稀释液稀释一定倍数后充入改良牛鲍计数板中,在显微镜低倍视野下计数一定范围内的有核细胞数,经换算即可得出每升浆膜腔积液中的有核细胞数。

3. 有核细胞分类计数 有核细胞计数后由低倍视野转到高倍视野,依据有核细胞形态特征分别计数单个核细胞和多核细胞两大类,或将标本离心取沉淀物制成涂片,经瑞氏或瑞-吉复合染色后,在油镜视野下分类计数。

【实验材料】

1. 器材

(1)试管、试管架、吸管、洗耳球、微量吸管、乳胶吸头。

(2)改良牛鲍计数板、盖玻片、绸布。

(3)载玻片、推片。

(4)显微镜。

2. 试剂

(1)冰乙酸、白细胞稀释液、生理盐水或红细胞稀释液。

(2)瑞氏或瑞-吉复合染液。

3. 标本 新鲜浆膜腔积液。

【实验操作】

1. 细胞总数计数

(1)直接计数法:适用于清晰透明或微浑的浆膜腔积液。

①充入计数池:用微量吸管吸取混匀的浆膜腔积液充入改良牛鲍计数板的上、下两个计数池。

②计数细胞:静置 2~3min 后,在低倍视野下计数 2 个计数池内四角和中央共 10 个大方格内的细胞数。

③换算细胞数量:细胞总数 $/L=N/10 \times 10 \times 10^6 = N \times 10^6/L$。

N:表示 10 个大方格内细胞总数。

/10:将 10 个大方格细胞总数换算成 1 个大方格细胞数。

×10:将 1 个大方格细胞数换算成 1μl 浆膜腔积液细胞数。

×10^6:以微升为单位的数值换算为以升为单位的数值。

(2)稀释计数法:适用于浑浊的浆膜腔积液。

①稀释标本:用生理盐水或红细胞稀释液将标本进行一定倍数稀释。

②充入计数池:用微量吸管吸取混匀的稀释浆膜腔积液充入一个计数池。

③计数细胞:静置 2~3min 后,在低倍视野下计数四角和中央共 5 个大方格的细胞数。

④换算细胞数量:细胞数 $/L=N/5 \times 10 \times$ 稀释倍数 $\times 10^6$。

N：表示 5 个大方格内细胞总数。

/5：将 5 个大方格细胞总数换算成 1 个大方格细胞数。

×10：将 1 个大方格细胞数换算成 1μl 浆膜腔积液细胞数。

×10^6：以微升为单位的数值换算为以升为单位的数值。

2. 有核细胞计数

（1）直接计数法：适用于清晰透明或微浑的浆膜腔积液。

1）裂解红细胞：取小试管一支，加入冰乙酸 1~2 滴，转动试管，使试管内壁黏附冰乙酸后倾去。滴入混匀的浆膜腔积液 3~4 滴，轻轻摇匀，并静置 2~3min 以破坏红细胞。

2）充入计数池：再次混匀后，用微量吸管吸取浆膜腔积液充入改良牛鲍计数板的上、下两个计数池。

3）计数细胞：静置 2~3min 后，在低倍视野下计数 2 个计数池内四角和中央共 10 个大方格内的细胞数。

4）换算细胞数：细胞数 /L=N/10 × 10 × 10^6=N × 10^6/L。

N：表示 10 个大方格内细胞总数。

/10：将 10 个大方格细胞总数换算成 1 个大方格细胞数。

×10：将 1 个大方格细胞数换算成 1μl 浆膜腔积液细胞数。

×10^6：以微升为单位的数值换算为以升为单位的数值。

（2）稀释计数法：适用于浑浊的浆膜腔积液。

1）稀释、溶解红细胞：用白细胞稀释液将标本进行一定倍数稀释，同时溶解红细胞。

2）充入计数池：用微量吸管吸取混匀的稀释浆膜腔积液充入 1 个计数池。

3）计数细胞：静置 2~3min，在低倍视野下计数四角和中央共 5 个大方格的细胞数。

4）换算细胞数：细胞数 /L=N/5 × 10 × 稀释倍数 × 10^6。

N：表示 5 个大方格内细胞总数。

/5：将 5 个大方格细胞总数换算成 1 个大方格细胞数。

×10：将 1 个大方格细胞数换算成 1μl 浆膜腔积液细胞数。

×10^6：以微升为单位的数值换算为以升为单位的数值。

3. 有核细胞分类

（1）直接分类法：有核细胞计数后，由低倍视野转到高倍视野，经过冰乙酸处理后有核细胞的核形清晰可辨，可直接根据细胞形态及细胞核特征进行分类，共分类 100 个细胞，分别计数单个核细胞和多核细胞的数量，结果以百分率报告。

（2）涂片染色法：可将浆膜腔积液以 1000r/min 转速离心 5min，取沉淀物制成涂片，置室温或 37℃温箱待干，经瑞氏或瑞 – 吉复合染色后油镜下分类计数 100 个有核细胞。

【参考区间】漏出液 <100 × 10^6/L；渗出液 >500 × 10^6/L。

【注意事项】

1. 所用器材须保持清洁、干燥。

2. 为防止标本凝固，可加 100mg/mlEDTA 盐抗凝，每 0.1ml 抗凝剂可抗凝 6ml 标本。

3. 标本采集后及时送检，以免积液凝固或细胞破坏影响结果准确性。

4. 取标本前须充分混匀，以免影响计数结果。

5. 有核细胞直接计数时，应尽量弃去试管中的冰乙酸，否则会稀释标本，造成计数结果偏低。

6. 有核细胞分类计数时,若有核细胞不足 100 个,可直接写出单个核细胞和多核细胞的具体数量。

7. 涂片染色分类时,离心速度不能太快,否则影响细胞形态;可采用细胞玻片离心沉淀收集细胞,以提高细胞分类计数的准确性。

8. 涂片染色分类时,至少制备 3~5 张涂片,以备查找癌细胞,必要时制备厚片。涂片干燥前可用乙醚、乙二醇等量混合,固定 30min,注意固定时间不能太长,不能高温固定,以免细胞皱缩。

9. 若发现间皮细胞和不能分类的异常细胞应另行描述,并作苏木素 – 伊红(HE)或巴氏染色查找癌细胞。

10. 因穿刺造成的血性浆膜腔积液,有核细胞计数结果必须校正,以排除因穿刺出血带来的白细胞的影响。

三、浆膜腔积液黏蛋白定性试验

【实验目的】掌握浆膜腔积液黏蛋白定性试验的原理和方法。

【实验原理】当受到炎症等因素刺激时,浆膜腔上皮细胞分泌大量黏蛋白。黏蛋白是一种等电点为 3~5 的酸性糖蛋白,可在稀乙酸中生成白色雾状沉淀,即浆膜腔积液黏蛋白定性试验阳性。

【实验材料】

1. 器材 100ml 量筒、滴管、乳胶吸头。
2. 试剂 冰乙酸、蒸馏水。
3. 标本 新鲜浆膜腔穿刺液。

【实验操作】

1. 制备试剂 取 100ml 量筒,滴加 0.1ml 冰乙酸,再加入 100ml 蒸馏水,充分混匀(pH3~5),静置数分钟。
2. 加入标本 吸取浆膜腔积液在靠近量筒液面处逐滴轻轻滴下。
3. 观察结果 在黑色背景下观察有无白色雾状沉淀生成及其下降速度等。
4. 判断结果 见表 9-2-1。

表 9-2-1 浆膜腔积液黏蛋白定性试验结果判断及报告方式

结果	报告方式
清晰不显雾状	阴性(−)
渐呈白雾状	可疑(±)
加入标本即出现白雾状	阳性(+)
呈白薄云状	阳性(++)
呈白浓云状	阳性(+++)

【参考区间】漏出液为阴性,渗出液为阳性。

【注意事项】

1. 所用器材须保持清洁、干燥。

2. 加入的冰乙酸须适量并且与蒸馏水充分混匀,以保证 pH 在 3~5,否则将导致试剂 pH 远离黏蛋白的等电点而呈假阴性。

3. 按要求选取量筒及添加蒸馏水,以保证足够的观察高度。

4. 血性及浑浊浆膜腔积液应经离心后,取上清液进行测定。

5. 因球蛋白不溶于水,积液中球蛋白含量高时也可呈云雾状浑浊。可增加一管不加冰乙酸的试剂加以鉴别,如有白色云雾状沉淀,则为球蛋白不溶于水所致。

6. 白色浑浊不明显,下降缓慢,并较快消失者应判断为阴性。

7. 浆膜腔积液黏蛋白定性试验是一种筛检试验,对鉴别渗出液和漏出液意义不大。

【实验讨论】

1. 影响浆膜腔积液细胞计数的因素有哪些?如何控制?

2. 黏蛋白定性试验的影响因素有哪些?如何控制?

（吴盈盈）

实验三　关节腔积液一般检查

一、理学检查

【实验目的】掌握关节腔积液理学检查内容和方法。

【实验原理】肉眼观察关节腔积液的量、颜色、透明度、黏稠度及有无凝块等。

【实验材料】

1. 器材　刻度吸管、洗耳球、注射器、白色衬纸、黑色衬纸、试管、试管架等。

2. 标本　新鲜关节腔积液。

【实验操作】

1. 测定积液量　用刻度吸管或其他量器测定关节腔积液的体积。

2. 观察颜色　自然光下肉眼直接观察关节腔积液的颜色,以"无色""乳白色""红色""黄色""绿色""褐色""黑色"等文字如实报告。

3. 观察透明度　在黑色背景下肉眼直接观察透明度,以"清晰透明""微浑""浑浊"等文字如实报告。

4. 观察黏稠度　用注射器吸取标本,再从针头滴出,观察是否有线状拉丝形成及其拉丝长度,报告拉丝长度及黏稠度程度(高、正常、低)。

5. 观察有无凝块　轻轻倾斜试管,肉眼观察有无凝块及凝块所占积液体积的比例。结果报告为:凝块占试管中积液体积的 1/4 为轻度;凝块占试管中积液体积的 1/2 为中度;凝块占试管中积液体积的 2/3 为重度。

【参考区间】①量:0.1~2.0ml;②颜色:无色或淡黄色;③透明度:清晰透明;④黏稠度:高黏稠度,拉丝长度可达 2.5~5.0cm;⑤凝块:无凝块。

【注意事项】

1. 正常情况下,关节腔内仅少量液体,病理情况下,可多达 3~10ml,因检查项目的不同,事先应准备好相关盛装容器。

2. 关节腔积液标本采集后,应分装在 3 支无菌试管中,第 1 管用于理学和微生物检查;第 2 管加适量肝素抗凝用于细胞学和化学检查;第 3 管不加抗凝剂用于观察凝固性。

3. 积液标本采集后,应立即送检,及时检查,否则应先分离细胞后再保存。以免细胞内酶的释放而改变积液成分。

4. 颜色最好在白色背景下观察,透明度应以黑色为背景,且光线明亮,混匀后观察。

二、显微镜检查

【实验目的】掌握关节腔积液显微镜检查内容和方法。

【实验原理】显微镜下计数一定体积关节腔积液的细胞数及将标本染色,根据细胞形态特点进行分类计数,并观察结晶。

【实验材料】

1. 器材　试管、微量吸管、改良牛鲍计数板、载玻片等。
2. 试剂　瑞氏(瑞-吉)染液、生理盐水等。
3. 标本　新鲜关节腔积液。

【实验操作】

1. 细胞计数

(1)直接计数法:清晰透明或微浑的关节腔积液,可直接充池计数。

(2)稀释计数法:外观明显浑浊的标本,可用生理盐水稀释后按直接计数法计数。

2. 细胞分类计数

(1)直接涂片染色:外观明显浑浊的关节腔积液可直接涂片,干燥后经瑞氏或瑞-吉染色,油镜下分类计数100个有核细胞。

(2)离心涂片染色:外观清晰透明或微浑的关节腔积液,可离心后取沉淀物涂片,干燥后经瑞氏或瑞-吉染色,油镜下分类计数100个有核细胞。

3. 特殊细胞检查　①类风湿细胞(RA细胞):中性粒细胞胞浆中含10~20个直径0.5~1.5μm的黑色颗粒,主要分布在细胞边缘;②LE细胞;③赖特细胞(Reiter cell):吞噬了退化变性中性粒细胞的吞噬细胞。

4. 结晶检查　混匀关节腔积液,直接涂片或离心取沉淀物涂片,加盖玻片后镜检。

【参考区间】①细胞计数:白细胞(200~700)×10^6/L、无红细胞。②细胞分类计数:单核-吞噬细胞65%,淋巴细胞15%,中性粒细胞20%;偶见软骨细胞和组织细胞。③特殊细胞:无。④结晶:无。

【注意事项】

1. 关节腔积液标本宜用生理盐水或白细胞稀释液稀释。

2. 显微镜检查宜采用肝素抗凝标本,以免人为形成晶体,干扰镜检。

3. 若积液标本黏稠度高,细胞计数和分类计数前可用透明质酸酶处理降低黏稠度;细胞量少时,应增加细胞计数区域;红细胞大量存在时,可用0.1mol/L盐酸或含10g/L白皂素的氯化钠溶液稀释以破坏红细胞。

4. 结晶检查最好采用偏振光显微镜;结晶检查所用的载玻片和盖玻片应用乙醇处理并清洁后再用擦镜纸仔细擦干,以消除外来颗粒杂质的影响。

5. 关节腔积液常见结晶及其形态、临床意义见表9-3-1。

表9-3-1　关节腔积液常见结晶特征及临床意义

结晶名称	光强度	形状	大小(μm)	临床意义
尿酸钠	强	细针状、短棒状	5~20	痛风
焦磷酸钙	弱	棒状、菱形	1~20	假性痛风,骨性关节炎
磷灰石	—	六边形,成簇光亮钱币形	1.9~15.6	急性或慢性关节炎,骨性关节炎
草酸钙	弱,不定	四方形,哑铃型	2~10	慢性肾衰竭,草酸盐代谢障碍
胆固醇	弱	盘状,少数棒状	5~40	类风湿关节炎,骨性关节炎
类固醇	强	针状,菱形	1~40	注射皮质类固醇
滑石粉	强	十字架	5~10	手术残留

【实验讨论】

1. 关节腔积液理学检查与浆膜腔积液理学检查有什么异同?
2. 常见关节腔积液中病理性细胞和结晶有哪些,有什么特点及临床意义?

（刘　艳）

第十章 脱落细胞病理学检验

实验一 脱落细胞检查常规标本制备

【实验目的】掌握细胞病理学常见标本的制作方法及应用。

【实验原理】将各种细胞病理标本采集后,选择其具有病理意义的部分进行制片、固定和染色,以制备成能用于显微镜下观察、诊断的涂片标本。

【实验材料】

1. 器材 载玻片(厚度0.95~1.06mm)、推片、标本盒、10~50ml离心管、塑料吸管、竹签、刮勺、标本架、振荡仪、离心机。

2. 试剂

(1)黏附剂:用于蛋白含量少、黏附力差的液体标本。①Mayer清蛋白黏附剂,购买商品化产品或自行配制,配制方法:将新鲜蛋清(1g清蛋白加20ml蒸馏水)和纯甘油按1:1充分搅拌混合,在55~58℃条件下用粗滤纸过滤,最后加入少量麝香草酚或樟脑等防霉剂,装入试剂瓶中,4℃贮存;②明胶铬明矾黏附剂,明胶1.0g,铬明矾0.1g,溶解于100ml蒸馏水中,再加入10%麝香草酚溶液1ml;③多聚赖氨酸黏附液,商品化0.1%多聚赖氨酸贮存液,用去离子水按1:10稀释,多用于科研试验中;④Shaklee Basic H和Surgipath Staon混合黏附剂,商品化Shaklee Basic H和Surgipath Staon按1:9混合为贮存液,该贮存液可至少保存1年,使用时将贮存液20ml加入480ml去离子水中,可保存1周。

(2)固定液:①乙醚乙醇固定液,乙醚、乙醇按1:1比例混合,冰乙酸10ml/1000ml。②95%乙醇固定液。③Carnoy固定液(用于含血多的标本),由95%乙醇60ml、氯仿30ml和冰乙酸10ml组成。④Saccomanno固定液(用于痰标本固定,多用于痰细胞DNA提取),由蒸馏水434ml、95%乙醇526ml和聚乙二醇1540贮存溶液40ml组成。前面二种是细胞病理标本常规涂片固定液,任选其中一种即可,对血性标本、细胞特殊检查标本则根据需求,可以选择相应的固定液。

(3)黏液液化剂:二硫苏糖醇(DTT)溶液,由0.2%DTT 2g、60%乙醇600ml、3%的聚乙二醇贮存液60ml,蒸馏水340ml组成。

(4)聚乙二醇1540贮存溶液:在1000ml量筒中加入蒸馏水或50%乙醇500ml,加入聚乙二醇1540固体试剂在56℃孵育箱中溶化后的溶液500ml,充分混匀后,贮存于带螺纹盖的试剂瓶中备用,用于配制与之相关试剂。

(5)2%聚乙二醇50%乙醇溶液:常用于尿液标本初固定液,对尿液中不易溶解的固体物有分散作用。由聚乙二醇贮存液40ml、蒸馏水435ml和95%乙醇525ml组成。

(6)液基薄层细胞制片仪配套试剂:如消化液、保存液、DTT溶解液等。

3. 标本　细胞病理学标本必须新鲜,标本采集后,必须及早处理。如临床业务繁忙,不同种类的标本在以下规定时间内必须完成制片。

（1）痰液、呼吸道分泌物和阴道分泌物等富含黏液的标本：在 4~8℃可以保存 12~24h。

（2）浆膜腔积液标本：在室温条件下可以保存 12~48h。

（3）尿液、脑脊液等蛋白含量低的标本：如不加保存液应在 1~2h 内完成制片。

【实验操作】

1. 宫颈脱落细胞涂片制备

（1）取材：宫颈外口恰为子宫颈管的柱状上皮与子宫颈阴道部的鳞状上皮交界处,该处常为子宫颈癌好发部位。采集细胞时必须充分暴露子宫颈外口,以棉签拭净黏液,然后用木制宫颈小刮板和宫颈毛刷在移行带（转化区）作 360° 旋转拭刮。将所得标本制成涂片,立即固定。

（2）制片

1）传统巴氏制片：①转圈涂抹法,用竹签挑取宫颈刮取物或分泌物,从载玻片中心开始顺时针方向,由内向外转圈涂抹,切忌不可重复或反向涂抹；②直接涂抹法,即从载玻片的一端开始,沿一个方向,一次涂抹而成,不要重复,涂布至玻片的 1/2~2/3 范围。

2）液基薄层制片：即将装有标本的细胞保存液瓶置于振荡仪中振荡 10min,分离标本中的血液和打散黏液,静置 15min 后,待上机制片（各仪器操作方法有所不同）。

（3）固定：涂片制备完后,立即放入固定液中固定 15~30min,备用。

2. 痰脱落细胞涂片制备

（1）取材：用竹签或镊子将痰液牵引开,首选血丝及其附近痰液、鲜血旁的黏液、灰白及细丝线样痰液。有组织块常提示有癌细胞,应送病理组织检查。血块、脓块、灰黑色胶冻痰、泡沫痰等常无癌细胞。

（2）制片

1）DTT 黏液液化法：在标本中加入 2 倍体积的 DTT 溶液（如 5ml 痰液加入 10ml DTT 溶液）,充分混匀后,置室温下 30~60min,并不断混匀,最后离心制片。

2）压拉涂片法：将标本挑取到载玻片约 1/3 交界处,用另一张清洁的载玻片盖在痰液上,轻轻旋转,然后在水平位置边压边拉,快速分开两张涂片。

3）其他：同宫颈标本涂片制备两种方法。

（3）固定：同宫颈涂片。

3. 浆膜腔积液脱落细胞涂片制备

（1）取材：肉眼观察送检积液的物理性状很重要,可提示某些有关的疾病。应详细记录,以供观察涂片时参考。漏出液时,蛋白质含量低,细胞数量少,肉眼观常为淡黄色水样清亮液体,主要由心力衰竭、肝硬化等引起。渗出液蛋白质含量高,细胞数量较多,其肉眼观呈混浊状,主要由炎症或肿瘤引起：若积液中含较多红细胞,则呈淡红色或暗红色；含大量白细胞时,积液常呈黄白色；若积液凝固则说明有较多的纤维蛋白成分；含大量癌细胞时可见有细小颗粒,有沙粒感。

（2）制片

1）液态标本：①将标本上部液体轻轻倒去,留底部 20~40ml,摇匀后分装于离心管中,以 600g 离心 10min。②倾去上清液,留底部 0.5ml 涂片,每管涂 1~2 张。③将标本滴在玻片一端,左手平执载玻片（标本在玻片右端）,右手持推片从前方靠近标本,使标本沿推片边缘展开成适当的宽度,立即将推片与载玻片呈 30°~45° 角,推制成厚薄适宜的涂片(同血涂片制备法)。也可将吸出的标本滴在玻片一端,用吸管将其均匀摊开即可。浆膜腔积液也可使用液基薄层制片。

2)凝块标本:含高蛋白或血液的标本如果没有做抗凝处理则容易凝固,凝块通常黏附在容器一侧,需用敷药棒取出凝块制成细胞块(即将凝块放入离心管中,加入 10% 中性福尔马林溶液固定 30min 以上,然后脱水、石蜡包埋、切片、HE 染色),剩余液体需要用含黏附剂的载玻片按照方法 1)制片。

3)血性标本:为了提高脱落细胞浓缩比率,多采用溶解红细胞后再按照方法 1)制片。常用溶解红细胞方法有:①制片前溶解红细胞,在 50ml 标本中加冰乙酸 1ml 或溶血剂几滴或 0.1mol/L 盐酸几滴,红细胞溶解后,形成棕色外观,但此法有可能引起脱落细胞形态改变。商品化 Cytorich Red 和 Cytolyte 试剂不仅能溶解红细胞,还能固定相关细胞成分,操作时,在 25~50ml 标本中加入试剂 1ml。②制片后溶解红细胞,在涂片制备后,加入 Cytorich Red 溶液几滴或浸入 Cytorich Red 溶液 30s,再浸入固定液中。或将涂片放到 Carnoy 固定液中,Carnoy 固定液能溶解涂片上已经染色或未染色的红细胞。③染色时溶解红细胞,将染色或未染色涂片,在 95% 乙醇中固定 5min 后,浸入含 2mol/L 尿素溶液(将尿素 120g 加入蒸馏水 1000ml 中)约 20~30s,再浸入固定液中。对已经染色封片的标本,需先将涂片浸入二甲苯、乙醇和水中,取下盖片后浸入尿素溶液中 20~30s,再将标本重新固定、复染、封片。

(3)固定:涂片制备完成后,待其自然干燥或用电吹风冷风风干后立即放入固定缸内固定 15min,备用;血性标本可用 Carnoy 固定液固定 3~5min,直到涂片无色,然后放入 95% 乙醇固定液中固定 15min,备用。

4. 尿液脱落细胞涂片制备

(1)取材:①自然尿,留取新鲜晨尿,以中段尿为佳,一般不少于 50ml,连续检测三天。②导尿,如怀疑有肾盂或输尿管肿瘤,可在膀胱镜下作输尿管导尿。此法尿液中细胞成分较多,形态保存完整,并能提示肿瘤发病部位,留取输尿管和肾盂尿液不少于 10ml。③膀胱冲洗液,用 50~100ml 生理盐水或 Ringer 液,由尿道作膀胱冲洗,反复注入和抽吸 5~10 次,获得膀胱冲洗液。此法对膀胱鳞癌、原位癌及憩室内癌效果较好。④细胞刷片,在内镜的直视下,可对膀胱、输尿管及肾盂等可疑部位,采用特制小刷子来刷取细胞成分,细胞刷取后,直接制片,并立即放入 2% 聚乙二醇 50% 乙醇混合液中固定,若不能立即制片,也可将刷子直接固定在 70% 的乙醇溶液中。切勿直接浸入甲醛或 Bouin 液中,防止细胞粘在刷子上不易制成涂片。

(2)制片:

1)离心沉淀法:一般采用二次离心浓集法处理效果较好。①将全部尿液标本摇匀后,倒入 4~6 只离心管内,以 600g 离心 10min;②倾去上清液,如细胞成分较多,即可直接涂片;③如沉淀很少,则将各管内沉淀再集中于 1 只试管内,以同样条件离心 5~10min;④倾去上清液,将沉淀混匀,在载玻片上推成薄片或用竹签涂开,厚度以略能流动为佳。

2)Bales 法:此法制片细胞丰富,平铺,单层,细胞形态和结构保存好,可用于细胞图像分析。①取 50ml 尿液,以 600g 离心 10min;②倾去上清液,用滤纸吸去多余水分;③加入 3~5ml 2% 聚乙二醇 50% 乙醇固定液,固定 10min;④再同上法离心、去上清液,取沉渣混匀后涂片;⑤自然干燥 10~30min,用 95% 乙醇滴片固定 10min 即可。

3)细胞离心法:按照 Bales 法①、②处理标本后再按下面操作:①用移液枪准确吸取沉淀物 3µl,放入含 400µl 含 2% 聚乙二醇 50% 乙醇溶液的试管中;②用涡旋混匀器充分振荡,并防止细胞聚集;③取 2 支细胞离心管,用移液枪各加入 200µl 沉淀物,放入细胞离心机中离心 5min;④倾去上清液,将沉淀混匀,在载玻片上推成薄片或用竹签涂开,厚度以略能流动为佳,自然干燥 10~30min。

(3)固定:上述标本制片后均在 95% 乙醇或其他固定液中固定 10min,备用。

【注意事项】

1. 宫颈脱落细胞涂片制备

(1)取材与制片:①标本要新鲜,以棉签拭净黏液,然后用木制宫颈小刮板和宫颈毛刷在移行带(转化区)作 360° 旋转拭刮。②涂片时刷子应转动,尽量将所有标本涂于玻片上,并尽量多涂片,提高异常细胞检出率,或用于做特殊染色检查。③标本内的血、脓、黏液等会遮盖有效细胞成分,降低阳性细胞检出,应尽可能除去,选材时,应注意检取标本的各个部位,以减少漏诊。④若为液体标本,要迅速将标本放入保存液中,并快速旋转(不低于旋转 10 次),使宫颈黏液尽量涮在保存液中。⑤涂片操作需轻巧,以免损伤细胞或造成细胞变形。涂片厚薄应适宜、均匀,玻片一端应留有贴标签处,涂片四周均应留有间隙。⑥标本要做好标记。

(2)固定:①标本制片后应立即固定,以免细胞破坏和污染细菌;②黏液多的标本固定时间应 >30min;③标本最好在固定缸内固定,滴片法固定常易挥发致固定效果不佳;④使用过的固定液必须过滤后才能再次使用,以防止细胞交叉污染,当乙醇浓度低于 90% 时应及时更换新液;⑤含血多的标本需要用溶解红细胞的固定液,否则易掉片或病理细胞被红细胞遮盖。

2. 痰脱落细胞涂片制备　①痰液必须从肺部咳出,标本黏稠、可牵拉成丝,镜下有尘细胞、纤毛柱状上皮细胞方为合格标本。②痰必须新鲜,收集后一小时内送检,每次咳痰 2~3 口,总量 2~3ml,以保证对痰性状的判断。③晨痰中细胞多已发生退变,且易伴有上呼吸道的分泌物,使诊断的准确性降低。因此,应将晨痰排出以后,留取上午 8~9 点钟的新鲜痰为宜,痰多者可以随时收集。④做纤支镜者,在检查后当天或第二天留痰,痰中含有癌细胞最丰富。⑤脓痰者应使用抗生素和祛痰药后再检查。⑥仔细挑选痰中不同部位的标本对提高阳性率非常重要,涂片时不宜太重、太厚。⑦其他同宫颈涂片。

3. 浆膜腔积液脱落细胞涂片制备

(1)取材与制片:①标本要新鲜,抽出后 1 小时内必须送检。②标本量一般以 100~200ml 为宜,过少则阳性检出率低。③一般不加抗凝剂,有凝固者离心后取纤维蛋白凝块与红细胞之间的一层白膜涂片,复查时可加标本量 1/10 的 3.8% 枸橼酸钠抗凝。④液体标本离心速度不宜太快、时间不宜过长,以免人为造成细胞聚积成团,不利形态观察。⑤液体标本由于容易出现退化变性,用瑞-吉复合染色效果比较好,其染色后核结构疏松,染色质结构清晰,但细胞及核体积大于用巴氏和 HE 染色后的细胞。⑥蛋白含量少的积液标本需使用含黏附剂的载玻片,制作时可在载玻片上加 Mayer 黏附剂或明胶铬明矾黏附剂 1 滴,用玻棒均匀涂布,待干后备用。也可将载玻片浸入多聚赖氨酸黏附液或 Shaklee Basic H 和 Surgipath Staon 混合黏附剂中 5min,取出后待干备用。

(2)固定:①液体标本因不含黏液,细胞渗透好,固定时间 10~15min 即可;②涂片需干燥后固定,否则易掉片;③风干时切不可用电吹风热风直接风干,以免细胞变形影响染色效果,造成错误诊断;④其他同宫颈涂片。

4. 尿液脱落细胞涂片制备   ①尿液排出后在1小时内完成制片固定；②可在标瓶内放入聚乙二醇保存液50ml（500g/L聚乙二醇水溶液50ml，乙酸20ml，95%乙醇430ml），让病人排尿在瓶中送检，3天之内细胞不至退变；③每份标本至少涂4张，制片厚度以略能流动为度，待凉干即可浸入固定液中固定；④尿液标本中蛋白含量较少，通常使用含黏附剂的载玻片；⑤如果标本含大量蛋白质，会干扰染色反应，需要用平衡盐溶液洗涤沉淀物1~2次；⑥如果标本含大量血液，离心后应取黄褐色层细胞，或溶解红细胞后再操作；⑦多喝水促进排尿以提高检出率，女性患者应清洁外阴后留取中段尿或导尿。

【实验讨论】

1. 分组讨论：如何针对不同标本采取相应的标本处理？

2. 对血性标本如何溶解其中红细胞？

（葛晓军）

实验二 液基薄层细胞制片技术

【**实验目的**】掌握液基薄层细胞制片的制作方法及应用。

【**实验原理**】采集阴道或宫颈分泌物,获得脱落细胞后浸入液基细胞处理试剂中,试剂中的裂解成分能对红细胞进行溶解,固定成分能保存固定脱落上皮细胞、白细胞等有价值的细胞,并使包裹在黏液中的有效细胞充分分离出来。将有效细胞制备成细胞悬液,最后通过过滤离心方法清除黏液,制成脱落细胞薄片。液基细胞学还可用于胸腹水脱落细胞、尿沉渣、痰液脱落细胞检查等。

【**实验材料**】专用保存细胞液的塑料瓶、转送细胞过滤膜、妇科专用膜微孔 7~8μm,非妇科滤膜 5μm。

【**实验操作**】

1. 分散标本 仪器旋转瓶内的过滤柱状桶,在液体中产生强大的切力,分离随机聚合在一起的材料,将黏液分散开,而细胞簇保持完整。

2. 收集细胞 轻微的负压作用滤膜上,使细胞也就收集在滤膜表面上。当滤膜上的细胞密度正合适时,仪器停止过滤,然后过滤柱状桶就从样品瓶中自动出来,稍倾斜,把滤液倒入废瓶中。

3. 转送细胞 把过滤柱状桶再转到玻片上,由于细胞的自然吸附性和玻片的静电作用,细胞对玻片比对滤膜的亲和力大,轻微的气压作用于滤膜上,使细胞从滤膜转送到玻片上。一旦转送完成,玻片就与滤膜分开自动放入固定液容器中。

【**注意事项**】

1. 用采集器采集标本后,将其置入保存液的小瓶中刷洗,一般是上、下、左、右的充分刷洗,不可用采集器沿着一个方向搅动。

2. 非妇科标本要先经过消化液(cytolyte)溶解处,将适量标本置入离心管中,加入 30ml 消化液,置入振荡器中运行 20min 后,再以 600g 离心 10min。弃去上清液,留下 2ml 细胞沉淀液转入保存液的小瓶中。

3. 体液标本先以 600g 离心 5min,取其沉淀物上的细胞层置入 30ml 消化液中进行溶解,振荡,再 600g 离心 5min,留下 2ml 细胞沉淀液转入保存液的小瓶中。脑脊液的标本无需经过离心,可直接倒入含保存液的标本瓶中。

【**实验讨论**】讨论液基薄层细胞制片过程及注意事项。

(葛晓军)

实验三 脱落细胞检查基本染色技术

一、巴氏染色法

【实验目的】掌握巴氏染色标本中各种细胞的着色特点、操作方法及注意事项。

【实验原理】细胞染色是使染料透入被染物,并被收留于其内部的一种过程。细胞成分对各种染料的反应取决于其化学结构对染料的吸附与亲和力。因而在染色后在同一张标本上可以看到不同的着色,从而区分各种细胞。巴氏染色液中含有阳离子,阴离子和二性离子,具有多色性染色效能,染色透明性好、细胞核结构清晰及显示细胞分化程度等特点。适用于来自鳞状上皮组织的标本及观察阴道涂片中雌激素水平对上皮细胞的影响。

【实验材料】

1. 器材 载玻片、盖玻片、染液缸、镊子等。

2. 试剂

（1）赫氏（Harris）苏木素染液:用于染细胞核。将 1.0g 苏木素溶解于 10ml 无水乙醇或 95% 乙醇中。另将 20g 已研碎硫酸铝钾（钾明矾）放入 1000ml 容积的烧杯中,加入蒸馏水 200ml,加热使其完全溶解,当温度达到 90℃时,加入苏木素乙醇溶液,随加随搅拌并迅速加热至沸,离开火源。再将 0.5g 黄色氧化汞粉末徐徐加入其中,并随时搅拌,注意防止沸溢,再继续加热溶液呈紫色为止。立即置冷水中冷却,以免过度氧化变为棕色沉淀。次日过滤,置棕色试剂瓶中备用。此为苏木素原液。此试剂可立即使用,也可存放数月或数年。用时将苏木素原液加等量蒸馏水混合后即可使用。

（2）桔黄 G 染液（OG）:主要作用于角化的细胞,对于宫颈、阴道上皮中非正常角化细胞和角化型鳞癌细胞的胞质都可染成鲜艳的桔黄色。桔黄 G 是一种小分子染料,能够很快地作用于胞质,一般染色时间不宜过长,通常 1~2min,染料配制方法表 10-3-1。配制后储存在深棕色瓶子中,使用前过滤。

表 10-3-1 桔黄 G 染液配制方法（1000ml）

成 分	改良 OG	OG-6
10% 桔黄 G*	20ml	50ml
95% 乙醇	980ml	950ml
磷钨酸	0.15g	0.15g

注:* 10g 桔黄 G 染料溶解于 100ml 蒸馏水中,贮存于棕色瓶内,过滤后使用

（3）乙醇伊红染液（eosin-alcohol, EA）:EA 染液配制方法表 10-3-2,用于染胞质。

（4）0.5% 盐酸乙醇溶液:用于分色,使细胞核着色与胞质对比更鲜明。70% 乙醇 1000ml 加浓盐酸 5ml。

表 10-3-2 EA 染液配制方法（1000ml）

成分	EA36 用于妇科标本	EA65 用于非妇科标本	改良 EA 用于涂片标本
淡绿	E 液 450ml	E 液 225ml	C 液 10ml
俾士麦棕	F 液 100ml	F 液 100ml	—
磷钨酸	2.0g	6.0g	2.0g
饱和碳酸锂	10 滴	—	—
伊红	G 液 450ml	G 液 450ml	D 液 20ml
95% 乙醇	225ml	225ml	700ml
无水甲醇	—	—	250ml
冰乙酸	—	—	20ml

注：1）EA 水溶性贮备液的配制（均把染料溶解在 100ml 的蒸馏水中）：A 液：2% 淡绿、B 液：10% 俾士麦棕、C 液：3% 淡绿、D 液：20% 伊红

2）EA 乙醇溶性贮备液的配制：E 液：0.1% 淡绿（50mlA 液 +95% 乙醇 950ml）、F 液：0.5% 俾士麦棕（5ml B 液 +95% 乙醇 95ml）、G 液：0.5% 伊红（5g 伊红 +95% 乙醇 1000ml）

（5）稀碳酸锂溶液：用于碱化蓝返，纠正盐酸对细胞核的褪色作用。1000ml 蒸馏水加 100ml 饱和碳酸锂或用 3% 氨水。

（6）乙醇溶液：用于脱水，50%、70%、80%、95%、无水乙醇溶液。

（7）乙醇乙醚：用于固定，乙醚 495ml，95% 乙醇 495ml，冰乙酸 10ml。

（8）二甲苯：用于封片前的透明。

（9）光学树脂胶：用于封片，加入 1g 丁羟甲苯可防止标本褪色。

3. 标本　脱落细胞涂片。

【实验操作】

1. 浸标本入水　将固定好的标本放入蒸馏水（或自来水）中 3~5min，以去掉多余乙醇，使核在水溶性苏木素液中易着色。

2. 染细胞核　将标本放入 Harris 苏木素染液中 6min（无冰乙酸），含冰乙酸液 <1min，取出后用蒸馏水或自来水漂洗，洗去多余的颜色。

3. 分色过程　适合黏液多的标本。在 0.5% 盐酸溶液（pH2.95）中来回浸入 2~4 次，以变成桃红色为适宜，立即放入自来水中轻轻漂洗，否则盐酸可使全部颜色消失。黏液少的标本可不做此处理，但是胞质中少量的苏木素会影响 EA 染色的质量。

4. 蓝返过程　用稀碳酸锂溶液（pH8.0~8.5）碱化 1~2min，直至涂片转为蓝色，流水冲洗。也可直接用自来水流水冲洗 6~10min 蓝返。

5. 脱水过程　依次置入 50%、70%、80% 和 95% 乙醇中各 2min。

6. 染胞质　放入桔黄染液中染色 1~2min，然后在 2~3 罐 95% 乙醇中漂洗。再放入 EA 染液中染色 2~3min，依次在 3 罐 95% 乙醇中漂洗，去掉多余颜色。

7. 脱水透明　在无水乙醇中（过 2~3 罐），二甲苯中（过 2~3 罐）各 2min。

8. 封片过程　在盖玻片上加 1~2 滴光学树脂胶进行封片，用小镊子挤出气泡。

【染色结果】上皮细胞核呈深紫蓝色或深紫色,核仁红色;鳞状上皮细胞底层、中层胞质呈深蓝色,角化前细胞胞质呈淡蓝色或淡绿色,角化细胞呈粉红色,过度角化呈桔黄色;柱状上皮细胞胞质呈淡绿色。红细胞呈红色、白细胞胞质呈淡蓝色和绿色,核深蓝黑色;黏液呈淡蓝色或粉红色。

【注意事项】

1. 标本应新鲜、立即固定。

2. 苏木素染细胞核的时间长短可随室温和染料情况而定。放置过久的染液或夏季容易着色,染色时间可略短;新配制的苏木素染液、应用已久较稀释的苏木素染液或冬季不易着色,染色时间可稍长。一般苏木素染液可以使用较长时间,每天增加少量新鲜染液即可。

3. 苏木素染液经放置后,表面常浮有一层带金属光泽的染料膜,因此在染色前应将染液过滤,以免染料膜黏附在标本表面妨碍镜检。

4. 因分色作用在瞬间完成,时间切勿过长。分色完毕后,立即用流水彻底清洗干净,以免细胞核褪色。若苏木素染色太深可适当延长分色时间。盐酸乙醇溶液需每天更换新液。

5. 细胞核着色不佳原因

（1）细胞核着色过浅:①盐酸分色时间过长或苏木素染液使用时间过长;②在固定之前涂片已干燥,所以对巴氏染色的涂片需要严格遵守湿固定的原则;③使用 Carnoy 固定液时间过长,使核物质损失过多;④自来水的 pH 值偏酸性。

（2）细胞核着色过深:①盐酸溶液浓度不够;②血液多和蛋白质多的液体标本,容易造成细胞核染色过深,可先处理之后再制备标本。

6. 蓝返后要充分清洗才不会妨碍胞质着色及标本制成后颜色的保存。稀碳酸锂溶液需每天更换新液。蓝返步骤可以用自来水替代。

7. EA 染液和桔黄染液性质不太稳定,最好每周更换新液。

8. 细胞质着色不佳原因

（1）全片内胞质都淡染:需要延长染色时间或更换新液。

（2）巴氏染色胞质不分色,均为浅红色:提示①涂片在固定前已干燥。②涂片内有大量球菌样细菌影响胞质染色。③由于 EA 染液的 pH 值不恰当所致,如染色均为红色,可以加少许磷钨酸溶液纠正,如染色均为蓝色或绿色,可以加少许饱和碳酸锂溶液纠正。对于改良 EA 染液,每 100ml 染液加入 2ml 冰乙酸后染色效果更佳,染液使用更持久。

（3）胞质染成灰色或紫色:是由于苏木素染色时间过长或盐酸分色不佳。

（4）使用含有碳蜡或油脂固定液固定的涂片,在染色之前,应放入 95% 乙醇中充分浸泡 30min 以上甚至过夜,否则会影响染色效果。

（5）对不同的标本应该使用不同的 EA 染液。一般认为,EA36 用于妇科标本,而 EA65 或改良 EA 用于非妇科标本。

9. 浸入法固定涂片,固定液要每天过滤或经常更换新液,以防污染。

10. 加水、脱水、透明用的乙醇溶液要每天过滤、定期测其浓度,适时更换新液。

11. 不需保存的标本,可免去脱水、透明、封片步骤。

二、苏木素 – 伊红染色法

【实验目的】掌握苏木素 – 伊红染色法（HE）标本中各种细胞的着色特点、染色方法及注意事项。

【实验原理】苏木素染胞核,伊红染胞质,试剂配制及染色过程与巴氏法相似。本法染色透明度好,核与胞质对比鲜明,染色效果稳定,且方法较简便,易掌握,染液渗透性强,广泛用于各种脱落细胞染色。

【实验材料】

1. 器材　载玻片、盖玻片、染液缸、标本杯、竹签、镊子等。

2. 试剂

（1）固定液、苏木素染液、0.5%盐酸乙醇、稀碳酸锂溶液,各种浓度的乙醇溶液等,均同巴氏染色法。

（2）0.5%伊红溶液:将5g伊红Y完全溶解于1000ml蒸馏水中,加入10滴冰乙酸和少许麝香草酚,可以增强染色效能和防腐作用。

3. 脱落细胞涂片

【实验操作】

1. 入水、染核、盐酸分色、蓝返等方法同巴氏法。

2. 染色胞质　放入伊红染液中1min,用水漂去多余伊红。

3. 脱水透明　依次置入50%、70%、80%、95%和无水乙醇中各2min,二甲苯过2次,各2min。

4. 封片　同巴氏法。

【染色结果】上皮细胞核呈深紫蓝色,胞质呈淡玫瑰红色;红细胞呈淡朱红色、白细胞核深蓝黑色,胞质呈淡红色,黏液呈粉红色。

【注意事项】本法胞质染色多彩性不及巴氏法,故不宜做鳞状上皮细胞分化情况的观察。其他同巴氏染色法。

三、瑞－吉复合染色

【实验目的】掌握瑞－吉复合染色下各种上皮细胞着色特点,操作方法及注意事项。

【实验原理】同血涂片染色。本法常用于血液及骨髓细胞标本、胸腹水、穿刺标本等,尤其适于鉴别恶性淋巴瘤的类型。操作简单,对胞质中颗粒与核染色质结构显示较清晰。

【实验材料】

1. 器材　蜡笔、染色架、吸球。

2. 试剂

（1）瑞氏染液:瑞氏粉1g,加入甲醇（AR级以上）500ml,充分混匀,密封瓶口,室温暗处存放7天后即可应用,染液放置越久,则染料溶解、分解就越好,其染色效果越好,一般储存3个月以上为佳。

（2）吉姆萨染液:吉姆萨粉0.5g,加入33ml丙三醇（甘油,AR级以上）中混匀,放56℃水浴箱中3h以上,中间混匀3~5次,取出冷却至室温,再加入33ml甲醇（AR级以上）中,混匀后放棕色瓶内,室温下静置7天,过滤后再使用。染色放置越久,其染色效果越好。

（3）磷酸盐缓冲液（pH6.4~6.8）:配制方法同血涂片染色。

（4）吉姆萨－磷酸盐缓冲液混合比例:吉姆萨染色液约2~3ml,加磷酸盐缓冲液约30~40ml混匀即可应用。试剂要求新鲜,每天上、下午可各配制1次。

3. 脱落细胞涂片

【实验操作】将脱落细胞涂片在瑞氏染色液中染2~3s,取出立即放入吉姆萨－磷酸盐缓冲液混合液中染色 15~25min（根据涂片质量和细胞数量适当调整染色时间，如穿刺物涂片染 15min，体液细胞涂片染 20min）取出，用流水从玻片一侧冲洗，自然晾干或用干净滤水纸吸干后镜检。

【染色结果】①涂片外观为淡紫红色，低倍视野下细胞分布、着色均匀。②成熟粒细胞胞质染淡粉红色并可见颗粒，幼稚阶段粒细胞胞质染蓝色并可见颗粒，淋巴细胞胞质染天蓝色，单核及吞噬细胞胞质染灰蓝色。③红细胞呈粉红色双凹圆盘状。④分化好的鳞癌细胞胞质多为染淡粉红色，分化差鳞癌细胞胞质染深蓝色，腺癌细胞胞质多染深蓝色并可见囊状大空泡，间皮细胞胞质染淡蓝或深蓝色。⑤细胞核呈紫红色，染色质和副染色质清晰，粗细松紧可辨。由于瑞 – 吉复合染色没有脱水过程，各种细胞核体积比前 2 种染色法都大一倍左右，核染色质清楚，固缩现象少见。

【注意事项】同血涂片染色。

【实验讨论】

1. 三种染色法各有何特点，影响染色结果因素有哪些？

2. 简述三种染色方法对各种细胞的着色特征。

3. 瑞 – 吉复合染色后上皮细胞的形态与其他二种染色法最大的区别是什么？

（李新岳）

实验四　宫颈脱落细胞病理学观察

一、阴性（无上皮内病变或恶性病变）

【实验目的】掌握宫颈鳞状上皮、柱状上皮细胞正常形态特征,掌握萎缩性阴道炎、放疗反应的涂片特征,掌握常见病原体感染的涂片特征。

【实验原理】将标本制片、染色后,在显微镜下观察脱落细胞形态,寻找病理细胞。

【实验材料】

1. 器材　显微镜。

2. 标本　宫颈良性病变传统巴氏涂片或液基涂片。

【实验操作】以低倍视野为主,结合高倍视野诊断,瑞-吉复合染色涂片用油镜诊断。

1. 镜下特点　在阴性涂片中,包括两大方面,一种是上皮细胞正常,无感染、无反应性改变的上皮细胞;第二种为有感染或反应性改变的上皮细胞。在感染或反应性改变的涂片中,除上皮细胞有相应改变外,会有相应病原体形态特征和临床病史。阴性病变见于健康人群或有明确病原体感染(尖锐湿疣除外)、炎症反应、放射治疗、萎缩性改变、宫内节育器、激素治疗的人群。

2. 诊断标准

(1)正常:涂片以大量表层鳞状上皮细胞为主,柱状上皮细胞少见,细胞形态、大小、结构正常,涂片背景干净,细胞成分单纯。

(2)炎症反应性改变:急性炎症时主要由病原体感染或其他致炎因子所致。上皮细胞表现为变性坏死,涂片背景污秽,有大量的中性粒细胞,可找到病原体。慢性炎症时上皮细胞分布、数量明显增多,细胞多形改变,出现核肥大、核固缩、核碎裂、核异形等改变。常有鳞状化生,细胞核增大为正常中层细胞的 1.5~2 倍或更大,但深染不明显,可出现双核或多核,核形整齐光滑,大小较为一致,核染色质细颗粒状均匀分布,有时出现小核仁。柱状上皮细胞表现为分泌功能亢进,涂片中细胞呈高柱状或杯状,内含大量黏液,胞质呈透明样,核可增生更大。

(3)修复细胞改变:常单层片状平铺,细胞边界清楚,很少出现单个细胞的改变,核大小不等,椭圆形或圆形,染色质均匀细颗粒状,核仁明显是其特征,胞核极性一致,可见核分裂象,胞质较丰富,嗜碱性。

(4)放射反应改变:①细胞明显增大,出现畸形,但核胞质比例无明显失常;②胞质中出现空泡或多彩染色;③胞核增大伴退变,核染色质淡染,固缩或污状和空泡出现;④核大小不一,双核和多核常见;⑤放疗引起组织修复细胞出现时,可见明显核仁或多个小核仁;⑥无分化差的恶性细胞。

(5)萎缩性阴道炎:①大量底层细胞占涂片 2/3 以上,形态大小不一,多为圆形或卵圆形,表层细胞极少见;②基底细胞增生及化生,可见纤维形、蝌蚪形、星形等变形底层细胞,核大、深染,易误为可疑癌;③出现萎缩细胞、早熟角化细胞,胞质嗜酸性、核固缩、核碎裂、核致密深染及核变形等退行性变;④常伴组织细胞出现,有大量炎性细胞。

【注意事项】

1. 要求阅全片,有顺序、依次移动视野。在移动视野时需与前一视野有相互重叠部分,以免漏诊。

2. 低倍视野是脱落细胞学诊断主要使用的镜检手段,扫视范围大,阅片速度快。所以要求掌握低倍视野下各种脱落细胞形态大小。当低倍视野下发现异常细胞时,再转高倍视野进行确诊,仔细观察和比较细胞核、细胞群的细微结构、形态及涂片背景等。

3. 对涂片标本作诊断时需按照正确的报告方法报告结果,恶性标本尽量做到确诊→分型→分化程度(不硬性要求)。

4. 实验报告要求绘制一张对该片诊断具代表意义的集中视野图,注明标本来源和所绘细胞名称,标明放大倍数,写出诊断依据(根据镜下细胞特征描述)及最后结论。

5. 子宫颈外口、阴道被覆复层鳞状上皮,子宫颈管被覆柱状上皮,故在宫颈涂片中鳞状上皮细胞、黏液柱状上皮细胞、纤毛柱状上皮细胞均可见到,以鳞状上皮细胞为多见。

6. 子宫颈外口是柱状上皮与鳞状上皮交界处,在炎症刺激下易产生鳞状化生及非典型化生。这种形态改变易与鳞癌混淆,鉴别诊断的关键是核的形态结构,前者不具有恶性特征。

7. 宫颈涂片常以中层细胞核大小为诊断标尺,也可用完整中性粒细胞为诊断标尺。

【实验讨论】请分别描述各层鳞状上皮细胞、柱状上皮细胞的形态特征。

二、非典型鳞状上皮细胞

【实验目的】掌握意义不明确的非典型鳞状细胞(ASCUS)、不除外高度鳞状上皮内病变(ASC-H)涂片特征及诊断标准,绘出视野图,并写出诊断依据。

【实验原理】同上。

【实验材料】

1. 器材 显微镜。

2. 标本 宫颈非典型鳞状细胞(ASC)传统巴氏涂片或液基涂片。

【实验操作】以低倍视野为主,结合高倍视野诊断,瑞-吉复合染色涂片用油镜诊断。

1. 镜下特点 育龄期女性以中、表层细胞为主,老年妇女以底层细胞为主。底层细胞或化生细胞增多,即有鳞化及非典型化生改变。宫颈柱状上皮细胞增多,核稍深染,蜂窝状排列。绝经期女性可见萎缩细胞,角化不良细胞,细胞成分增多,显脏。

2. 诊断标准

(1) ASCUS:①鳞状化生,核胞质比增高,轻度核深染,染色质成块状,不规则、模糊不清,或多核等是ASC的必有特征;②核增大,比正常中层细胞核大2.5~3倍,核胞质比轻度增加;③核和细胞形态轻度不规则;④可以见到双核细胞;⑤细胞核轻度深染,染色质分布均匀;⑥核轮廓光滑、规则,少见不规则的核轮廓。

ASCUS包括:①诊断HPV证据不足,又不除外者;②非典型化生细胞;③非典型修复细胞;④与萎缩有关的非典型鳞状上皮细胞;⑤角化不良(异常角化);⑥ASCUS诊断比例不应超过低度鳞状上皮内病变的2-3倍。

(2) ASC-H:①涂片中异常细胞较少,细胞改变发生在不成熟化生细胞或副基底层细胞,常单个出现,或呈少于10个细胞的小片,也可成串排列在黏液中;②核增大正常中层细胞 3 倍,核胞质比增高,接近鳞状上皮内高度病变细胞,但核异常不如 HSIL 明显;③细胞群中核拥挤、重叠、极性紊乱或难以辨认,细胞呈多角形;④细胞改变符合 HSIL,但数量太少。

ASC-H 包括:①重度非典型未成熟化生细胞;②储备细胞重度非典型增生,少数非典型小细胞,诊断 HSIL 证据尚不充足;③非典型修复细胞与癌难鉴别时;④不规则形状的组织碎片,细胞排列紧密,极性紊乱,核增大(液基涂片中胞核为中性粒细胞的 2~3 倍),染色质稍深染,胞质较少,或有角化;⑤放疗后不能分辨出是 HISL 还是癌时;⑥裸核较多,难以肯定为 HSIL 时。

【注意事项】①ASC 反映的是检查者对这些标本无法做出精确和可重复性判读的状况,因此,其诊断比例不应超出鳞状上皮内病变的 2~3 倍;②对于 ASC-H,可能有癌前病变,应行阴道镜下活检,如为阴性,亦应该追踪随访。

【实验讨论】

1. 请描述非典型化生细胞、萎缩细胞,角化不良细胞的形态特征。

2. 诊断为 ASC 需具备哪些基本特点?

三、低度鳞状上皮内病变

【实验目的】掌握低度鳞状上皮内病变(LSIL)涂片特征及诊断标准,绘出 LSIL 视野图,并写出诊断依据。

【实验原理】同上。

【实验材料】

1. 器材 显微镜。

2. 标本 宫颈 LSIL 传统巴氏涂片或液基涂片。

【实验操作】以低倍视野为主,结合高倍视野诊断,瑞 - 吉复合染色涂片用油镜诊断。

1. 镜下特点 ①LSIL 细胞体积大;②核异常仅限于中层或表层细胞;③细胞单个散在或单层片状排列,细胞呈多角形;④巴氏染色胞质嗜伊红或蓝染,胞界清楚;⑤可以显示或不显示 HPV 感染特征。

2. 诊断标准 ①核异常仅限于中层或表层细胞,单个散在或单层片状排列,细胞边界清楚;②核增大至少 3 倍,核胞质比轻度增高;③核大小、形态中度不一致,常见双核或多核;④核深染,染色质细颗粒状,分布均匀;⑤无核仁或不明显,核膜清楚,可轻度不规则,也可模糊不清;⑥表现为 HPV 感染时,出现特征性挖空细胞,核周空晕、边缘胞质浓染,并有上述核异常者,但只有核周空晕无核异常则不能诊断,同时,还可出现大量非典型异常角化细胞及体积大的多核细胞。

【注意事项】①LSIL 相当于 CIN1、轻度非典型增生,三者之间可以互换使用;②诊断为 LSIL 需做阴道镜活检,由临床处置。

【实验讨论】LSIL 是指的鳞状上皮哪层细胞的病变?

四、高度鳞状上皮内病变

【实验目的】掌握高度鳞状上皮内病变(HSIL)涂片特征及诊断标准,绘出 HSIL 视野图,并写出诊断依据。

【实验原理】同上。

【实验材料】

1. 器材　显微镜。

2. 标本　宫颈 HSIL 传统巴氏涂片或液基涂片。

【实验操作】以低倍视野为主,结合高倍视野诊断,瑞-吉复合染色涂片用油镜诊断。

1. 镜下特点　①以底层非典型细胞为主,常见异常角化细胞;②可见成片底层细胞或底层非典型细胞,这反映底层细胞增生达到上皮浅层,很易取到;③涂片中储备细胞增生,原位癌时可见异型储备细胞和底层型或储备细胞型癌细胞,散在或成群分布。

2. 诊断标准　①细胞单个或成片或聚集成团;②细胞核异常主要见于未成熟细胞,或致密化生型的鳞状细胞;③核增大与 LSIL 相同或稍小,N/C 明显增高;④无核仁,核深染明显,染色质细颗粒状或块状,但分布均匀;⑤核膜轮廓不规则,常有凹陷或核沟;⑥胞质形态多样,易见异常角化细胞;⑦原位癌时可见异型储备细胞和底层型或储备细胞型癌细胞。

【注意事项】HSIL 包括中度及重度非典型增生(CIN2 及 CIN3)、原位癌,诊断中若能鉴别出应尽量指明,比如"不能除外早期浸润癌"等。因局部病变大小和病变程度不同,正常和异常上皮细胞的成分及数量可多少不等。

【实验讨论】

1. HSIL 包括哪些病理改变?

2. 试述 LSIL 与 HSIL 诊断的不同点。

五、宫颈鳞癌

【实验目的】掌握宫颈鳞癌细胞诊断标准,非角化型、角化型鳞癌细胞形态特征及涂片背景特征,注意鳞癌与非典型细胞的鉴别。绘出宫颈鳞癌视野图,并写出诊断依据。

【实验原理】在细胞学涂片上,根据细胞的大小、形态、细胞群的分布、细胞核和细胞质等特征来识别肿瘤细胞的起源和类型。一般来说,细胞核的改变是区别良恶性细胞的标准,胞质的改变鉴别肿瘤类型和分化程度。

【实验材料】

1. 器材　显微镜。

2. 标本　宫颈鳞癌传统巴氏涂片或液基涂片。

【实验操作】以低倍视野为主,结合高倍视野诊断,瑞-吉复合染色涂片用油镜诊断。

1. 镜下特点　①癌细胞具恶性细胞一般特征,具有鳞癌的特点,核多居中,核增大且大小不一,核胞质比明显失调,畸形、深染明显,细胞多形性;②角化型与非角化型鳞癌主要表现在胞质的改变(巴氏染色可呈现出特有的颜色变化)和细胞排列分布上的变化(前者多散在,后者多成群、成团分布),二者都可见分化好和分化差的细胞;③以无角化型、分化差的癌细胞多见;④背景污浊,常伴血性、坏死物增多;⑤凡成团细胞染色过深,或细胞重叠所致形态结构不清晰、细胞退化变性、退色等均不能用于诊断。

2. 诊断标准

(1)非角化型鳞状细胞癌:①细胞散在或成团排列,多为底层细胞大小,也可见中表层癌细胞。②核增大,多数细胞核胞质比重度失调,核仁易见,核形不规则,染色质增多,块状或粗颗粒状分布不均匀。③多数细胞胞质量少,嗜碱性,巴氏蓝染。④涂片背景易见炎性细胞、红细胞和颗粒状蛋白质退变物、坏死细胞碎片等,即癌性背景明显。液基涂片中癌性背景和侵袭性特点不如传统巴氏涂片明显。

（2）角化型鳞状细胞癌：①细胞多单个散在或松散排列，癌细胞大小和形状相差悬殊。②核增大明显，大小不一、畸形、深染，核染色质分布不均、粗颗粒或煤块状，核仁比非角化型少见。③胞质量多，表现为多形性，呈梭形、船形、多边形、蝌蚪形、纤维形、癌珠等。④胞质有角化嗜酸性，巴氏红染或桔红色，涂片易见早熟角化细胞。⑤癌性背景没有非角化型明显，但易见嗜酸性红染坏死细胞碎片。液基涂片中癌细胞稀少，单个或成团的癌细胞呈圆形时，易误判为腺癌，癌性背景不如传统涂片明显，坏死物常集中在细胞团的周围，称为"黏附的肿瘤素质"。

【注意事项】

1. 宫颈浸润型鳞癌的涂片特点是，①癌细胞的大小、形态显著不一致，可以有明显的核及胞质畸形；②可以有明显增大的单个或多个核仁；③常有成团脱落的癌细胞群；④涂片背景中常有癌细胞碎屑、坏死和出血。

2. 角化型和非角化型可存在于同一涂片中，鉴别困难时不必勉强。若与腺癌鉴别困难，可归入不能分类中，只报告"发现癌细胞"。

3. 宫颈鳞癌要注意与滴虫性阴道炎、成团脱落的基底层细胞或柱状细胞、退化变性的柱状细胞裸核、萎缩性阴道炎等鉴别。

【实验讨论】

1. 简述宫颈细胞学报告方式。

2. 简述宫颈鳞癌的发生，其形态特征有哪些。

（李新岳）

实验五　痰脱落细胞病理学观察

一、痰、支气管刷片良性病变涂片

【实验目的】掌握各种柱状上皮细胞、鳞状化生、非典型化生细胞形态特征,掌握背景细胞特别是吞噬细胞形态特征。绘出视野图,写出诊断依据。

【实验原理】同实验四。

【实验材料】

1. 器材　显微镜。

2. 标本　肺良性病变的痰片、灌洗液涂片或支气管刷片。

【实验操作】以低倍视野为主,结合高倍视野诊断,瑞-吉复合染色涂片用油镜诊断。

1. 镜下特点　涂片见大量正常上皮细胞外,可以见到下列改变的细胞:柱状上皮细胞核增大、多核、乳头状增生细胞团、储备细胞增生、鳞状上皮化生及非典型鳞化细胞等,背景炎症细胞增多,全片未见异常上皮细胞。

2. 诊断标准

（1）痰涂片:

1）鳞状上皮细胞:表层细胞多来自咽喉、口腔,无意义,底层细胞常为鳞化。痰片内鳞化与宫颈涂片有所不同,多数核常有固缩、深染,或成排、成片、成条状分布。当其发生非典型改变时要注意核染色质结构、核胞质比程度,核异形及细胞排列极性等。

2）纤毛柱状上皮细胞:成群或散在分布,炎症时常易见到呈小锥形或三角形,核固缩深染,有轻度畸形的纤毛柱状上皮细胞。慢性增生性病变可见多核纤毛柱状上皮细胞和乳头状增生细胞团。

3）储备细胞:正常不易见到储备细胞,慢性增生性病变常成团脱落,若旁边附有纤毛柱状细胞或鳞化细胞可协助辨认。细胞呈小圆形或略呈立方形,胞质少,核偏位或居中,圆或卵圆,直径8μm（巴氏或HE染色）,染色质较均匀,可见染色质集结点。

4）涂片背景:可见大量痰片内特有的尘细胞,当胞质内充满了灰尘颗粒、染色很深时,易误认为是恶性细胞。未吞噬异物的组织细胞、小组织细胞也易见到。中性粒细胞成群成片出现,常无胞质,呈分叶状结构,淋巴细胞散在其中。黏液较多,少数可见有植物细胞。

（2）支气管刷片:①成分较单纯,主要细胞成分是纤毛柱状上皮细胞,黏液柱状上皮细胞,易见到增生的储备细胞（基底细胞）;②细胞保存较好,退变较轻,上皮细胞更常成团脱落;③纤毛柱状上皮细胞核较痰片大,染色质细颗粒或细网状,核边薄而光滑,细胞形态完整,纤毛保存较好;④炎性病变时,可见大量成群柱状上皮细胞的裸核;⑤因局部有机械性损伤故涂片常见红细胞,淋巴细胞和中性粒细胞不如痰片中大片出现。

【注意事项】

1. 呼吸道被覆假复层柱状上皮,但因常有鳞化现象,且痰液又经过口腔,故痰涂片中柱状上皮细胞、鳞状上皮细胞均有,细胞成分较多。支气管刷片或灌洗液成分比较单一,主要是柱状上皮细胞,而鳞状上皮细胞则多来源于鳞状化生。

2. 痰片中易造成误诊的细胞　①鳞状化生及非典型化生,常有核固缩现象,核深染,有畸形,易误诊为鳞癌。②尘细胞(吞噬细胞),其是证明痰液标本来自肺深部、痰标本合格的特征细胞,涂片中形态多样,因其有核偏位,胞质有空泡,易与腺癌、多核癌细胞混淆。又因尘细胞胞质中灰尘颗粒较多,低倍视野下常呈深黑色,易误判为恶性细胞,应注意用高倍视野鉴别。③小组织细胞,体积小,核常有异型,胞质含量少,淋巴细胞大小不一,深染等,它们易与分化差的癌细胞、未分化癌细胞混淆,观察时要特别注意上述细胞的形态特征。

3. 痰片中常以副基底层细胞核或完整的中性粒细胞作为诊断标尺。

【实验讨论】请分别描述痰片、灌洗液涂片或支气管刷片的基本特征。

二、痰、支气管刷片鳞癌涂片

【实验目的】掌握鳞癌细胞形态、涂片背景特征及与非典型细胞鉴别要点。绘出视野图,写出诊断依据。

【实验原理】同本章实验四,宫颈鳞癌。

【实验材料】

1. 器材　显微镜。

2. 标本　肺鳞癌病变的痰片、灌洗液涂片或支气管刷片。

【实验操作】以低倍视野为主,结合高倍视野,瑞－吉复合染色涂片用油镜诊断。

1. 镜下特点　①具癌细胞一般恶性特征;②具有鳞癌特点;③癌细胞单个散在比较常见,少成团;④由于细胞常有角化,涂片背景除易见较多炎症细胞外,可见大量呈嗜酸性坏死组织碎屑,在这些坏死组织中常能找到癌细胞。

2. 诊断标准

(1)痰片

1)角化型:①癌细胞散在,可成群但少成团分布;②核增大,畸形、深染明显,常呈煤块状核,核大小不一,形态不一,核胞质比失调不明显;③胞质丰富,常表现为多形性;④胞质有角化,不同体积大小细胞均可见,巴氏染红色或橘黄色,HE染鲜红色,瑞－吉复合染淡红色,可见影细胞;⑤背景有大量炎症细胞及呈嗜酸性的坏死组织碎片或颗粒状物质。

2)无角化型:①癌细胞散在或成团分布,细胞分化好或分化差,以后者多见;②核增大,多为圆或不规则圆,染色质呈粗颗粒状,可见核仁,核胞质比失调明显;③胞质无角化巴氏染淡绿色,HE深红色,瑞－吉复合染淡蓝或深蓝色;④背景有大量炎症细胞及坏死组织碎片。

(2)支气管刷片:以分化差的癌细胞多见,癌细胞多成群、成团分布,核结构清楚,染色质粗网状,比痰片显柔和,核固缩不明显,呈"印度墨汁"样核少见,核仁常见,易见大核仁,核边薄,胞质角化不明显或无角化,有时癌细胞易误诊为腺癌,需特别注意。涂片呈血性背景,比痰片干净。

【注意事项】

1. 根据痰细胞学的特点,常来自肿瘤表面脱落的癌细胞,角化或角化趋势较明显,易诊断为高分化鳞癌,若多次咳痰,肿块松动,或标本中有组织块者,也可见深部癌细胞。因此,实际鳞癌分化程度可能与组织学不一致,在诊断中需提醒临床注意。同时衰老的或坏死、变性的癌细胞易见。

2. 支气管刷片是由于机械摩擦而人为脱落的细胞,至少其中一部分是生长、繁殖活跃的癌细胞。因此,易出现核仁、细胞成群,分化程度一般比痰片低,背景比较干净。

3. 角化型、非角化型和低分化鳞癌细胞可同时存在。有时偶见鳞癌和腺癌混合存在称腺鳞癌。

【实验讨论】请描述不同标本中鳞癌的形态特点。

三、痰、支气管刷片腺癌涂片

【实验目的】掌握腺癌细胞形态特征及与吞噬细胞、非典型细胞鉴别要点,掌握腺癌与鳞癌鉴别要点。绘出视野图,并写出诊断依据。

【实验原理】同本章实验四,宫颈鳞癌。

【实验材料】

1. 器材　显微镜。

2. 标本　肺腺癌病变的痰片、灌洗液涂片或支气管刷片。

【实验操作】以低倍视野为主,结合高倍视野诊断,瑞－吉复合染色涂片用油镜诊断。

1. 镜下特点　①具癌细胞的一般恶性特征;②具有腺癌特点;③癌细胞可散在分布,但成团癌细胞易见,并常有特殊排列;④背景有较多炎症细胞及吞噬细胞,初学者易将后者与腺癌混淆,应注意从核染色质结构、核胞质比及胞质的特点来鉴别。

2. 诊断标准

(1)痰片:①癌细胞散在,但多成群、成团分布,可见如腺腔样、菊花样、小血管样、乳头状等特殊排列,成团的癌细胞大小不一、形态不一;②细胞体积约底层～外底层细胞大小,圆或卵圆形;③核增大,圆或不规则圆,少数核畸形,核偏位,常与胞膜重叠,核染色质增多、增粗、分布不均,核膜增厚,核仁易见、增大、增多;④胞质内常见大小不一的黏液空泡,可见印戒样癌细胞,有的癌细胞不见黏液空泡,但在标本中总能找到分化稍好的腺癌细胞,应注意与吞噬细胞鉴别;⑤背景有大量黏液、炎症细胞、吞噬细胞及坏死组织碎屑。

(2)支气管刷片:以分化差的癌细胞多见,癌细胞常成群、成团出现,可见腺样结构。细胞核呈细颗粒状,比鳞癌柔和,可见染色质呈离心性分布,使整个核空化。核仁易见,大而明显,呈红色,核边厚。胞质多少不一,可见半透明样。涂片呈血性背景,比痰片干净。

【注意事项】支气管肺泡细胞癌与腺癌细胞形态很相似,由于癌细胞沿肺泡壁生长易脱落随痰排出,故其痰检阳性率比一般腺癌高。其主要特点是:①癌细胞更常成群脱落,常为圆形或卵圆形细胞团,细胞数量一般有10~20个细胞构成,极少超过40~50个细胞,核互相堆叠。②癌细胞大小较一致,核畸形性不明显,巨大核仁少见,胞质稍多,染色较浅。③癌细胞常与大量肺泡吞噬细胞混杂在一起,这是癌细胞来自肺泡腔的一个间接证据。支气管刷片诊断价值不大,肺泡灌洗液则对本癌的诊断有一定的价值。

【实验讨论】

1. 请描述各种标本中腺癌的特点。

2. 痰片中腺癌要注意与哪些背景细胞鉴别?

四、痰、支气管刷片未分化癌涂片

【实验目的】掌握小细胞未分化癌的形态特征及与淋巴细胞鉴别要点,掌握三种癌细胞鉴别要点。绘图,写出诊断依据。

【实验原理】同本章实验四,宫颈鳞癌。

【实验材料】

1. 器材　显微镜。

2. 标本　肺未分化癌病变的痰片、灌洗液涂片或支气管刷片。

【实验操作】以低倍视野为主,结合高倍视野诊断,瑞 – 吉复合染色涂片用油镜诊断。

1. 镜下特点　癌细胞体积小,仅比淋巴细胞大 0.5~1 倍,是三种癌细胞中体积最小者,胞质含量少多呈裸核样,常成堆、成群分布,可有特殊排列。

2. 诊断标准

(1)痰片:①细胞常成堆或呈带状、线条状、镶嵌状排列;②细胞体积小,且大小不一,核比淋巴细胞大 0.5~1 倍;③核呈圆形或卵圆形,也可见畸形、多角形、瓜子仁形(此形称肺燕麦细胞癌);④染色质可呈粗颗粒样、细颗粒样、粗细颗粒混合或墨水滴样,分布可均匀或不均匀;⑤染色深浅不一,核仁罕见;⑥胞质含量少,常呈裸核样。

(2)支气管刷片:癌细胞成群、疏松团块状或镶嵌状分布,几乎裸核状,胞核比痰片中大,核畸形或圆形、卵圆形,核染色虽深但比痰片柔和,染色质粗块状或粗颗粒状,核仁少见,核边薄,胞质偶可见到,涂片呈血性背景,比痰片干净。

【注意事项】肺小细胞未分化癌分为燕麦细胞型、中间细胞型和混合燕麦细胞型。中间细胞型,细胞胞质较多,细胞可为梭形或多角形,外形比燕麦细胞型更不规则。混合细胞型是指除燕麦细胞外,尚有鳞癌或腺癌成分。细胞学一般将形态典型者注明为燕麦细胞癌,对形态不典型者均列入小细胞未分化癌。

【实验讨论】

1. 试述三种癌细胞的形态特征及鉴别要点。

2. 痰片、支气管刷片、灌洗液在各种良恶性病变中,细胞形态有哪些相同和不同点?

（李新岳）

实验六　浆膜腔积液脱落细胞病理学观察

一、浆膜腔积液良性病变涂片

【实验目的】掌握良性间皮细胞，异型间皮细胞，退化变性细胞形态特征，掌握淋巴细胞、中性粒细胞形态特征。绘视野图，并写出诊断依据。

【实验原理】同本章实验四，阴性。

【实验材料】

1. 器材　显微镜。

2. 标本　浆膜腔积液良性病变的涂片。

【实验操作】以低倍视野为主，结合高倍视野诊断，瑞－吉复合染色涂片用油镜诊断。

1. 镜下特点　漏出液涂片比较单一，成分较少，间皮细胞大小比较一致，其间散在排列淋巴细胞。渗出液间皮细胞增多，可见异型间皮细胞，涂片中炎症细胞、吞噬细胞明显增多。全片未见异常上皮细胞。

2. 诊断标准

（1）正常间皮细胞：①似鳞状上皮底层细胞大小，形态与其相似，呈扁平卵石样疏松排列；②核居中或偏位，核径 6~8μm，比同一涂片中小淋巴细胞大 0.5~1 倍；③胞质丰富，核胞质比为 1∶1~2，胞质均实红染（HE 染色）。

（2）异型间皮细胞：①核增大，核直径 8~10μm，个别可达 12μm；②核染色质增多，增粗，深染；③有轻至中度核畸形，核胞质比稍有增大 1∶0.5~1；④常数个细胞结成团，平铺、无立体结构感，细胞边界尚清；⑤可出现多核；⑥同一涂片内可见到中间过渡型。

（3）退化变性的间皮细胞：①细胞体积大小不一，胞质内有大小不等，多少不一的空泡；②可见退化变性不同阶段细胞核，结构清楚或不清楚；③呈印戒样退化变性细胞易与印戒样腺癌细胞混淆，但前者核大小与良性间皮细胞核相同，不具恶性特征。

【注意事项】

1. 积液涂片中间皮细胞、异型间皮细胞、吞噬细胞、退化变性细胞是与癌细胞鉴别的重点也是难点。

2. 由于浆膜腔积液中以转移癌最常见，间皮细胞恶变后成为肉瘤，因此，在浆膜腔积液涂片中将间皮细胞也归入为背景细胞中。

3. 涂片中以正常间皮细胞、完整的中性粒细胞或淋巴细胞（3~4μm）作为诊断的标尺。

【实验讨论】

1. 为什么浆膜腔积液中对退化变性的细胞要注意识别？

2. 简述异性间皮细胞的形态特点。

二、浆膜腔积液腺癌涂片

【实验目的】掌握浆膜腔积液中典型腺癌细胞形态特征，掌握印戒癌与印戒样间皮细胞的区别,掌握癌细胞与异型间皮细胞的鉴别。绘视野图,并写出诊断依据。

【实验原理】同本章实验四,宫颈鳞癌。

【实验材料】

1. 器材　显微镜。

2. 标本　浆膜腔积液转移腺癌病变的涂片。

【实验操作】以低倍视野为主,结合高倍视野诊断,瑞-吉复合染色涂片用油镜诊断。

1. 镜下特点　癌细胞形态多样,不同种类的腺癌涂片可显示出不同的特征,主要表现在两大方面,一是细胞的分布,以单个散在细胞为主和以成团细胞为主;二是细胞大小差别。按细胞大小分为:①核径 >12μm 以上者,见于分化好的腺癌;②核径 =12μm 者与间皮细胞大小相同,此型是异型间皮细胞与癌细胞鉴别的难点,特别注意细胞核的恶性特征、染色质结构、核胞质比及成团细胞的排列特点;③核径 <12μm 者,见于分化差的腺癌。

2. 诊断标准

(1)单个散在的癌细胞分化较好,细胞大小不一,核具有腺癌典型特征,核增大、多核、核偏位、染色质增多分布不均,核膜不规则、核仁增大增多、核胞质比失调,病理性核分裂象易见。胞质深红色,若有黏液,可见有大小不等的黏液空泡,有三维结构外观,有的黏液空泡较大,将核挤向一侧呈印戒样。

(2)成团癌细胞中,分化较好的排列较疏松,细胞团大小不一,形态不一,胞质中有大小不一的空泡,有立体感。癌细胞分化愈差,排列愈紧密,细胞愈小,黏液空泡难见。

(3)成团癌细胞可见特殊排列,如腺腔样、气球样、菊花团样、桑椹样、乳头状、小血管样等特殊排列。

(4)分化好与分化差腺癌可在同一涂片中出现。

【注意事项】①在各种良恶性病变中,间皮细胞在长期慢性炎症、肿瘤等刺激下可发生反应性增生,由于这种细胞形态很似恶变细胞,在积液中大量出现时,易造成细胞学鉴别诊断困难。②浆膜腔积液是良好的培养基,脱落的良、恶性细胞均可在积液内继续繁殖,可以见到分化不同时期的细胞,核分裂象易见、退化变性易见,细胞形态变化的范围很大,可以形成各种特殊形态。故认识浆膜腔积液中肿瘤细胞的基本形态十分重要。③常以间皮细胞大小为标准将肿瘤分为大、中、小三型。

【实验讨论】从细胞形态、细胞核、细胞质、细胞团 4 方面总结各种不同形态的间皮细胞与腺癌细胞的鉴别要点。

(李新岳)

实验七 尿液脱落细胞病理学观察

【实验目的】 掌握膀胱移行细胞癌的形态特征和分级标准,绘出视野图,写出诊断依据。

【实验原理】 同本章实验四,宫颈鳞癌。

【实验材料】

1. 器材 显微镜。

2. 标本 膀胱移行细胞癌尿液涂片。

【实验操作】 以低倍视野为主,结合高倍视野诊断,瑞-吉复合染色涂片用油镜诊断。

1. 镜下特点 由乳头状瘤逐渐演变而来的膀胱移行上皮细胞癌,涂片中以细胞团为主,细胞的恶性特征可以不明显。由原位癌发生者,不见乳头状生长的细胞团,浸润癌时,可见癌细胞散在,无乳头形成,细胞的恶性特征明显,涂片常见大量坏死细胞碎片及炎性细胞。

2. 诊断标准

(1)乳头状瘤及乳头状移行细胞癌Ⅰ级:也称低度恶性肿瘤。涂片中两者瘤细胞形态与正常移行上皮细胞相似,或有轻度异型性,较难与正常移行上皮细胞区别。移行细胞癌Ⅰ级涂片中有时可见上皮细胞显轻度或中度异型性,核增大至正常的1~2倍,染色质丰富,呈粗颗粒状,分布不均,核形不规则,核胞质比轻度失常。

(2)移行细胞癌Ⅱ级:为高度恶性肿瘤,包括原位癌。尿涂片中癌细胞数目明显增多,呈单个或成片状,胞核明显增大,可达正常2倍以上,核染色质呈粗颗粒状,染色极深,有时呈墨水滴样,核胞质比明显失常。原位癌时背景相对干净,坏死物和炎症细胞少。

(3)移行细胞癌Ⅲ级:为高度恶性肿瘤。涂片内见大量癌细胞,分化越差则分散单个细胞越多。癌细胞大小不一致,可见癌巨细胞,细胞核大而畸形,染色深,部分呈墨水滴样。癌细胞胞质呈嗜碱性染色,核胞质比明显失常。有时尚见梭形或蝌蚪形细胞,涂片背景常见大量坏死细胞碎片及炎性细胞。

【注意事项】

1. 尿液标本对膀胱癌的早期诊断不是以细胞的恶性程度来衡量,而是以细胞脱落的形态结构特点来诊断。良性病变时尿液中无乳头状增生细胞团,当排除了机械刺激或外伤,在自然排尿标本中出现乳头状生长的细胞团,无论其细胞形态多么显良性,都应诊断为恶性。

2. 尿细胞学对高分化癌细胞与正常尿路上皮细胞不易鉴别,常需辅以其他检查,而相对低分化癌则敏感性要高,容易在尿中被发现,且假阳性率低。

3. 尿液标本因有形成分多,也受结晶等影响,使尿液涂片背景脏,杂质多。

【实验讨论】

1. 简述移行细胞癌的形态特征。

2. 尿液标本对膀胱癌的诊断需要注意哪些问题?

(李新岳)

第十一章 综合及设计性实验

实验一 贫血疾病红细胞参数及其细胞形态学
变化观察的综合性实验

【病历】

待检者女性，25岁，因面色苍白、头晕、乏力1年余，加重伴心慌1个月来诊，平时挑食，其他无特殊病史。二便正常，无便血、黑便、尿色异常、鼻出血和齿龈出血。睡眠好，体重无明显变化。既往体健，无胃病史，无药物过敏史，结婚半年。月经初潮为12岁，7天/27天，末次月经在半月前，近1年来月经量多。

查体：T36.6℃，P 104次/分，R18次/分，BP120/70mmHg，一般状态好，贫血貌，皮肤粘膜无出血点，浅表淋巴结不大，巩膜无黄染，口唇苍白，舌乳头正常，心肺（－），肝脾不大。

实验室检查：血常规示：HGB 60g/L，RBC 3.0×10^{12}/L，HCT 0.21，MCV 70fl，MCH 25pg，MCHC 300g，RDW 22%，PLT 260×10^9/L，WBC 6.5×10^9/L，分类：中性粒细胞70%，淋巴细胞27%，单核细胞3%，PLT 260×10^9/L，网织红细胞1.5%。

【实验讨论】

1. 根据血常规的结果，按贫血的形态学分类判断该待检者可能属于哪一种？若对该待检者的外周血用显微镜进行细胞形态学检查，镜下所见的红细胞应该呈现何种特征？

2. 结合该待检者的临床资料，该待检者的诊断可能是什么？病因可能有哪些？应进一步做哪些检查以明确诊断。

3. 对该待检者进行口服铁剂治疗后，应进行哪些实验室检查以及如何根据结果来辅助判断治疗是否有效？

（岳保红）

实验二　发热患者血细胞检验的综合性实验

【病历】

待检者,男性,17 岁,学生。近两天发热,头痛,全身肌肉酸痛,食欲减退来院就诊。门诊以"发热待查"收入院。体格检查:体温 39.4℃,脉搏 100 次 / 分,呼吸 20 次 / 分,血压 100/70mmHg,咽部充血,两肺呼吸音稍粗,但未闻啰音,心律齐,腹软,肝脾未触及。

【实验讨论】

1. 下一步应对该待检者进行哪些检查以明确病因?

2. 该待检者的血常规检查结果显示:WBC19.3 × 10⁹/L,中性粒细胞 83%。大便黄色糊状,未发现蛔虫卵。尿量减少,其他检查未见异常。胸透无异常发现,若进一步对该待检者进行外周血涂片检查,可能见到的白细胞异常有哪些? 请分析该待检者可能的病因。

3. 对该待检者进行输液及抗生素治疗,3 天后体温降至 37℃,除感觉乏力外,无自觉不适。住院 6 天后痊愈出院。讨论是否所有的发热待检者都可应用抗生素进行治疗? 应如何鉴别细菌感染和病毒感染?

(岳保红)

实验三　肾病患者尿液分析综合性实验

【病历】

待检者,女性,50岁,因"眼睑及下肢浮肿,血压升高2月余"入院。有高血压病史6年,血压最高达220/130mmHg,服用降压药后血压一般波动在140/90mmHg。有2型糖尿病史3年,间断服用"格列喹酮、格列齐特"治疗,空腹血糖一般在9~10mmol/L。体格检查:T36.7℃,P20次/分,R96次/分,BP180/90mmHg。营养中等,神志清醒。皮肤黏膜无黄染、皮疹及出血点,眼睑水肿,睑结膜无苍白,表浅淋巴结无肿大。双肺呼吸音清,未闻及干湿性啰音,无胸膜摩擦音。心界不大,心音有力,心律齐,心率96次/分,无杂音。腹软,无压痛,未触及包块,肝脾肋下未触及。双下肢Ⅱ度凹陷性水肿。

【实验讨论】

1. 该待检者可能的诊断是什么?下一步应进行哪些实验室检测项目?

2. 应对该待检者的尿液进行哪些项目的检测?请简要设计该待检者尿液各项检测项目所需的器材、试剂、操作步骤及质量保证要点。

3. 该待检者留取尿液标本应注意哪些事项?

(岳保红　李兴武)

实验四 尿蛋白定性试验方法学评价的设计

尿蛋白定性试验是尿液分析最基本、最常用的检验方法之一。目前常用的尿液蛋白定性试验主要有加热乙酸法、磺基水杨酸法和干化学分析试带法等方法,由于其原理和操作各不相同,因此各种方法的灵敏度、特异度、准确性及操作难易、成本等均有所不同,临床适用范围也不同。实验室工作人员应根据不同的检验对象和目的,选择合适的方法。

【实验内容】对加热乙酸法、磺基水杨酸法和干化学试纸法这三种尿蛋白定性试验进行方法学评价。

【实验目的】掌握尿蛋白定性试验方法学评价的设计原理和基本操作方法,增强检验方法的优选意识,为正确选择、评价和改进试验方法打下基础。

【实验用品】

1. 器材 玻璃试管、吸管、pH 试纸、酒精灯、试管夹、尿干化学分析仪。
2. 试剂 200g/L 磺基水杨酸溶液、5% 乙酸溶液、尿干化学试带。
3. 标本 不同蛋白含量的新鲜尿液标本。

【实验步骤】

1. 分组讨论确定要进行评价的内容、指标和方法,并进行实验设计,写出初步方案。
2. 预测可能出现的问题,并提出解决办法和预期结果。
3. 执行实验,收集数据。
4. 对实验数据进行统计、分析、处理。
5. 最后对这三种尿蛋白定性试验分别作出评价。

【实验讨论】

1. 这三种尿蛋白定性试验的临床应用范围有何不同?
2. 每种方法的优缺点各是什么?

（岳保红　李兴武）

实验五　不同尿糖检测方法灵敏度比较的设计性试验

尿糖定性试验是尿液分析最基本、最常用的检验项目之一。尿糖主要指葡萄糖,也有微量乳糖、半乳糖、果糖、核糖、戊糖、蔗糖等。目前常用的尿糖定性试验主要有干化学分析试带法、班氏法、薄层层析法等方法,由于其原理和操作各不相同,因此各种方法的灵敏度、特异度、准确性及操作难易、成本等均有所不同,临床适用范围不同。检验人员应根据不同的检验对象和目的,选择合适的方法。

【实验内容】主要对干化学分析试带法、班氏法二种尿糖定性试验进行灵敏度评价。

【实验目的】掌握尿糖试验方法学评价的设计原理和基本操作方法,增强优选意识,为正确选择、评价和改进试验方法打下基础。

【实验用品】

1. 器材　大玻璃试管、试管夹、一次性塑料吸管、一次性塑料试管、移液管、洗耳球、酒精灯、尿干化学试带、尿干化学分析仪、天平。

2. 试剂　葡萄糖干粉、班氏试剂。

3. 标本　新鲜正常尿液(要求葡萄糖为阴性,可用纯净水模拟代替标本)。

【实验步骤】

1. 分组讨论,并查阅相关文献,初步大致确定两种尿糖检测方法的检测范围,并配制适宜梯度浓度的含葡萄糖的尿液标本。

2. 预测可能出现的问题,并提出解决办法和预期结果。

3. 执行实验,收集数据。

4. 评价这两种尿糖定性试验的灵敏度。

【实验讨论】

1. 这两种尿糖定性试验的临床应用范围有何不同?

2. 每种方法的优缺点各是什么?

(岳保红　毛红丽)

实验六　腹水性质及可能产生原因鉴别的实验设计

【病历】

待检者梁某某,男性,50岁,因"乏力、食欲减退2年腹胀3月加重3天"入院。待检者有"乙型病毒性肝炎"病史10年;否认长期饮酒史,否认有疫水疫区接触史;2年前待检者无诱因出现乏力、食欲减退,当时无腹痛、腹胀、腹泻,无呕血、黑便、黄疸不适,未引起注意,自觉上述症状逐渐加重,3月前待检者自觉腹胀,四肢浮肿,曾到当地中医诊所就诊,于中药水煎服,具体不详,效果欠佳。近3天自觉上述症状加重,故来医院就诊,发病以来,胃纳差,尿量稍许减少,日均600~700ml,大便一天两次,量约200g,颜色黄,质软,非陶土样,夜间睡眠差,体重近期少许增加。查体:T36.5℃,P100次/分,R20次/分,BP140/90mmHg,体重75kg,腹围110cm,神志清,无扑翼样震颤,肝病面容,四肢见色素沉着,前胸面颈部见数枚蜘蛛痣,双手见肝掌,全身皮肤黏膜巩膜黄染,全身浅表淋巴结未及肿大,唇无发绀,颈静脉无怒张,双肺呼吸音清,未闻及干湿性啰音,心率100次/分,律齐,各瓣膜听诊区未闻及杂音。待检者直立时下腹部饱满,仰卧时腹部两侧膨隆呈蛙腹状,见脐疝,无腹型及胃肠蠕动波,见腹壁静脉曲张,脐以上腹壁静脉血流方向向上,脐以下腹壁静脉血流方向向下,脐周静脉呈海蛇头样,脐周静脉可闻及静脉连续性蠹蠹声,剑突下轻压痛,无反跳痛,肝肋下3cm可触及,质硬,表面欠光滑,脾脏轻度肿大,墨菲征阴性,液波震颤阳性,移动性浊音阳性,肝上界位于右侧锁骨中线第五肋间,肝区轻叩痛,双肾区无叩痛,肠鸣音3次/分。四肢轻度凹陷性水肿。四肢肌力正常,肌张力不高,生理反射存在,病理、影像结果未出。检验结果:ALT400IU/L,AST400IU/L。

【实验讨论】

1. 请分析该待检者可能的临床诊断及病因,说明理由。

2. 请设计并完成必要的实验室检验项目,帮助临床医生明确该待检者腹水的性质,鉴别病因。

（岳保红　毛红丽）